LE CHOLÉRA

DANS

LES HOPITAUX CIVILS DE MARSEILLE

PENDANT

L'ÉPIDÉMIE DE 1865

PAR

V. SEUX

Médecin en chef des hôpitaux, Professeur à l'École de médecine, Président de l'Association
médicale des Bouches-du-Rhône,
Membre titulaire et ex-Président de la Société impériale de médecine de Marseille,
Membre correspondant de la Société médicale des hôpitaux de Paris,
De l'Académie des sciences et lettres de Montpellier,
Chevalier de la Légion d'Honneur et de l'ordre de Saint-Grégoire-le-Grand, etc.

Qui utilia, non qui multa novit, sapit.
ESCHYLE.
Utile si je puis.

PARIS

J.-B. BAILLIÈRE & FILS

LIBRAIRES DE L'ACADÉMIE IMPÉRIALE DE MÉDECINE
rue Hautefeuille, 19

1866

LE CHOLÉRA

DANS LES HOPITAUX CIVILS DE MARSEILLE

PENDANT

L'ÉPIDÉMIE DE 1865

Du même Auteur :

Recherches sur les maladies des Enfants nouveau-nés. (État physiologique du pouls, muguet, entérite, ictère.) Paris, 1855, in-8°, XII-288 pages.

Impressions médicales d'un voyage dans les Pyrénées pendant l'été de 1845. Marseille, 1846, in-8° de 55 pages.

Visite aux enfants crétins de l'Abendberg, dans le canton de Berne. Marseille, 1852, in-8° de 55 pages.

Rapport fait à la Commission administrative des hospices civils de la ville de Marseille sur la transmission de la syphilis des enfants-trouvés à leurs nourrices. Marseille, 1855, in-8° de 57 pages.

Recherches sur les maladies des Enfants nouveau-nés. (Céphalæmatome.) Paris, 1863, in-8° de 66 pages.

MONTPELLIER, TYPOGRAPHIE DE BOEHM ET FILS.

LE CHOLÉRA

DANS

LES HOPITAUX CIVILS DE MARSEILLE

PENDANT

L'ÉPIDÉMIE DE 1865

PAR

V. SEUX

Médecin en chef des hôpitaux, Professeur à l'École de médecine, Président de l'Association
médicale des Bouches-du-Rhône,
Membre titulaire et ex-Président de la Société impériale de médecine de Marseille,
Membre correspondant de la Société médicale des hôpitaux de Paris,
De l'Académie des sciences et lettres de Montpellier,
Chevalier de la Légion d'Honneur et de l'ordre de Saint-Grégoire-le-Grand, etc.

Qui utilia, non qui multa novit, sapit.
ESCHYLE.
Utile si je puis.

PARIS

J.-B. BAILLIÈRE & FILS

LIBRAIRES DE L'ACADÉMIE IMPÉRIALE DE MÉDECINE
rue Hautefeuille, 19

1866

AVANT-PROPOS

Chargé d'un service spécial de cholériques, à l'Hôtel-Dieu, comme médecin en chef des hôpitaux, j'aurais pu prendre plus tôt la plume, pour faire connaître mes observations sur l'épidémie qui vient de frapper Marseille ; mais le moment ne me paraissait pas encore opportun : il ne s'agissait plus, en effet, de prévenir un mal qui existait déjà, il n'y avait donc aucun avantage à parler. Aujourd'hui, au contraire, l'observation exacte de ce qui s'est passé peut avoir une certaine utilité pour l'avenir ; car, à défaut de mérite réel, le travail que je publie aura du moins l'avantage d'être l'expression de la vérité et le produit d'une conviction profonde ; or, l'exposition des faits médicaux observés avec soin, présente toujours un côté pratique important, par conséquent utile.

Je n'ai jamais compris la description d'une maladie basée sur quelques observations : *Vita brevis, ars longa*....., dit le Père de la médecine ; je comprends encore moins la description d'une épidémie faite dans de pareilles conditions. On ne peut écrire l'histoire que lorsque les faits sont accomplis ; il en est ainsi d'une épidémie qui présente dans son cours des phases diverses, qui a ses débuts, son apogée, sa décroissance et son extinction. Eh bien! peut-on songer à faire l'historique de cette épidémie avant que son évolution soit complète? C'est impossible ; voilà pourquoi j'ai attendu jusqu'à ce jour pour prendre la plume.

Mon intention n'est pas de faire un Traité sur le choléra, mais seulement une relation de ce qui s'est passé sous mes yeux. J'aurai atteint mon but si, en signalant les enseignements qui ressortent des faits, je puis être de quelque utilité à mes semblables.

SEUX.

Marseille, Février 1866.

LE CHOLÉRA

DANS LES HOPITAUX CIVILS DE MARSEILLE

PENDANT

L'ÉPIDÉMIE DE 1865

CHAPITRE PREMIER.

Marche de l'épidémie de 1865 ; situation de Marseille avant l'apparition du fléau ; origine de la maladie.

Dans les premiers jours d'avril 1865, le choléra prit une grande intensité à Calcutta, et bientôt sévit dans tout le Bengale avec une excessive violence ; l'épidémie fut très-meurtrière.

Dans le courant du mois de mai, de nombreux pèlerins indiens se rendirent, comme de coutume, à la Mecque, auprès du tombeau du Prophète ; le choléra les suivit.

Je tiens ces détails du chirurgien du 2e régiment de l'armée anglaise dans l'Inde, M. le docteur Crewe, qui, arrivant de Calcutta, s'est trouvé à Marseille dans le mois de novembre.

Le choléra fit à la Mecque de très-nombreuses victimes, parmi lesquelles un grand nombre de *hadjis*, c'est-à-dire de pèlerins arabes venus de différents points de l'Afrique dans le même but que les pèlerins de l'Inde. Les hadjis reprirent le chemin de leur pays et vinrent, pour la plupart, s'embarquer à Alexandrie ; le choléra les suivit dans leur voyage jusqu'à cette dernière ville.

Le 2 juin, dit M. le docteur Aubert-Roche, dans son rapport à M. de Lesseps (*Journal de l'Isthme de Suez*, 15 septembre 1865, pag. 286), un premier cas de choléra se manifesta parmi les habitants d'Alexandrie qui demeuraient au milieu des pèlerins. A partir de ce moment, le choléra s'étendit rapidement dans cette ville et y exerça de très-grands ravages.

On ne tarda pas à voir le mal se montrer aussi dans tous les ports de mer qui reçoivent les paquebots venant d'Alexandrie, tels que Beyrouth, Smyrne, Constantinople, Malte, Ancône ; Messine, qui refusa impitoyablement l'admission de tout navire venant d'Égypte, fut exceptée.

Du 11 juin au 20 du même mois, huit paquebots venant d'Alexandrie, arrivèrent à Marseille avec patente nette; ils introduisirent dans la ville 1,028 personnes, soit passagers, soit marins, avec leurs bagages.

Le 17 juin, dans la soirée, je fus appelé pour une dame israélite, arrivée le matin par le bateau *le Saïd*, avec toute sa famille; elle fuyait le choléra d'Alexandrie. Elle me dit que, pendant la traversée, il y avait eu deux décès cholériques à bord, qu'elle s'était beaucoup effrayée, et que depuis qu'elle avait quitté l'Égypte elle était atteinte d'une diarrhée qui ne pouvait s'arrêter ; il n'y avait pas d'appétit, la langue était saburrale. Considérant cet état comme le résultat d'une influence cholérique, je prescrivis l'ipécacuanha ; la malade se remit lentement.

Les jours suivants, je fus appelé pour plusieurs autres familles égyptiennes qui s'étaient réfugiées à Marseille, dans le même but que la première.

Il n'est donc pas douteux que ces premiers bateaux, arrivés avec patente nette, venaient d'un pays dans lequel le choléra sévissait déjà avec assez d'intensité, puisque de nombreux émigrants arrivaient à Marseille.

Le 20 juin seulement, les navires de la même provenance portèrent patente brute. Quoi qu'il en soit, du 11 juin au 31 juillet, 4,020 personnes venant d'Alexandrie, dont 2,293 passagers et 1,727 hommes d'équipage, débarquèrent à Marseille. Indépendamment de ce nombre de personnes venues par bateaux à vapeur, il faut mentionner un certain nombre de bateaux à voile de la même provenance.

Voilà des faits connus aujourd'hui de tout le monde, et qui ont coïncidé avec les premiers cas de choléra observés à Marseille en 1865.

Avant de poursuivre mon récit, il me paraît de la plus haute importance de faire connaître la situation de Marseille avant l'épidémie, tant au point de vue de l'état hygiénique et sanitaire, qu'à celui de la constitution médicale régnante.

Sur le premier point, on sait que Marseille est aujourd'hui une des plus grandes et des plus belles villes de l'Europe, qu'elle est percée de larges rues dans lesquelles l'air se renouvelle avec la plus grande facilité ; personne n'ignore que de nombreux embellissements, que des démolitions faites avec intelligence sur différents points de la cité, ont rendu la circulation de l'air encore plus complète, et l'entretien de la propreté sur la voie publique plus facile que jamais. Il en résulte que notre cité peut lutter aujourd'hui avec les premières villes du monde, sous le rapport de l'hygiène.

Marseille n'est sujette à aucune endémie ; les alentours de son vieux port, qui a fait de l'antique cité phocéenne une des villes les plus célèbres du monde, ne présentent pas à l'observateur de maladie particulière. On a remarqué, il est vrai, que, pendant les épidémies, les navires qui se trouvent placés près de l'ouverture des égouts qui se déversent dans le port, présentent un plus grand nombre de cas de choléra que les autres ; témoin le navire russe *le Delphin*, qui, placé dans ces mauvaises conditions, a eu cette année, dans les premiers jours de novembre, six hommes de son équipage frappés de choléra, et les navires qui avaient précédé *le Delphin* dans cette position avaient eu aussi des atteintes ; mais ces faits ne s'observent qu'en temps d'épidémie, les eaux sales des égouts constituant un foyer d'infection qui facilite le développement du mal ; jamais, en d'autres temps, le choléra ne s'est développé spontanément plutôt là qu'ailleurs.

On rencontre à Marseille toutes les maladies qu'on voit dans les grandes villes, mais aucune n'y est observée d'une manière plus particulière ; j'y exerce depuis plus de 28 ans, et je n'ai vu, en fait de fièvre pernicieuse, que des cas de provenance éloignée. Les chaleurs excessives de l'été ne font pas naître d'affection particulière, sauf les entérites, qu'on observe surtout chez les enfants qui se trouvent à la période de la dentition ; généralement c'est pendant les mois de juin , juillet et août qu'on rencontre le moins de malades.

Les habitants, qui s'élèvent aujourd'hui à environ 300 mille, sont remarquables par la propreté qui règne habituellement dans leur maison ; l'aisance est générale dans notre ville , aussi l'artisan se nourrit-il convenablement, et de plus il vit en famille. Il en résulte que le vieux type marseillais se perpétue, que les tempéraments sanguin et bilioso-sanguin dominent , que les femmes sont remarquables par la régularité de leurs traits , la beauté de leurs yeux, l'élégance de leurs formes et la vivacité spirituelle de leur aimable causerie. Il est vrai que Marseille possède une nombreuse colonie d'étrangers, surtout de Piémontais, qui ne sont pas dans une position aussi heureuse que le véritable peuple marseillais ; mais s'ils viennent ici, c'est qu'ils ont la presque certitude d'y vivre mieux que chez eux , et ils ne se trompent pas ; ils se livrent pour la plupart à de rudes travaux et se nourrissent moins bien que les Français , néanmoins ils ont certainement une aisance relative ; ce sont eux qui forment le contingent le plus considérable de nos hôpitaux, parce qu'ils ont le bon esprit de s'y rendre sans répugnance, tandis que le Marseillais s'en tient éloigné.

Trouve-t-on , dans ce que je viens d'indiquer, quelque disposition à une maladie endémique ; y voit-on les causes d'une épidémie? Rien absolument, dans ce que j'ai exposé, ne peut expliquer l'épidémie de 1865 ; ce n'est donc pas dans la localité qu'il faut en chercher l'étiologie.

Quant à l'état sanitaire de Marseille, quant à la constitution médicale qui y régnait au commencement de l'été, les renseignements qui suivent les feront apprécier de la manière la plus complète.

Il résulte des feuilles cliniques des malades qui se trouvaient dans mon service à l'hôpital en mai et en juin, qu'au mois de mai, sur 101 malades, 16 étaient atteints de maladies aiguës des voies respiratoires, pneumonies, pleurésies, bronchites ; 19 de maladies chroniques du même appareil ; 1 d'angine gutturale ; 3 d'embarras gastrique ; 12 de maladies chroniques des voies digestives, gastralgie, cancer de l'estomac, entérite chronique, carreau ; 7 étaient atteints de fièvre typhoïde ; 5 de fièvre intermittente ; 8 de fièvres éruptives, rougeole, variole ; 8 de rhumatisme articulaire ; 1 d'intoxication saturnine ; 1 d'ecthyma ; 1 de gangrène sèche ; 2 de syphilis ; 2 de chloro-anémie ; 1 de tumeur de l'ovaire ; 5 de maladie du cœur ; 3 de maladie chronique du cerveau ; 4 de myélite chronique ; 3 de névralgie ; 1 de maladie de Pott.

Pour le mois de juin, sur 85 malades, je retrouve le même genre d'affections ; un peu moins de maladies aiguës des voies respiratoires, 8 seulement ; 1 fièvre catarrhale ; 5 fièvres typhoïdes ; 6 fièvres intermittentes ; 5 rhumatismes ; 6 fièvres éruptives ; 1 érysipèle de la face ; 5 cas de maladie aiguë du tube digestif, dont 4 embarras gastrique et 1 gastro-entérite simple ; puis des maladies chroniques comme dans le mois précédent.

Dans ce relevé, on ne rencontre pas un seul cas de diarrhée aiguë ; dans la clinique de la ville, on observait à cette époque le même genre de maladies qu'à l'hôpital ; les diarrhées, habituellement très-fréquentes à l'arrivée des chaleurs, l'étaient cette année moins que de coutume ; en un mot, l'état sanitaire de la ville était excellent.

Comme complément de renseignements sur la rareté relative des diarrhées durant le printemps dernier, je donne ici des documents qui m'ont été fournis par l'obligeance de M. le Dʳ Jubiot, médecin principal à l'hôpital militaire. Durant les mois de mai, juin et juillet 1864, M. Jubiot a eu à soigner dans cet établissement 43 diarrhées ; tandis que durant les mêmes mois en 1865, il n'en a eu que 25 cas, ce qui fait 18 cas de moins pour cette année. Il est donc évident que dans le mois de juin Marseille se trouvait dans d'excellentes conditions hygiéniques et sanitaires. Il est aussi parfaitement démontré, par les détails qui précèdent, que la constitution médicale régnante n'indiquait pas l'invasion prochaine du choléra, vu l'absence des diarrhées, qui, ainsi que l'a parfaitement indiqué M. le Dʳ Jules Guérin, sont, pour une ville menacée d'épidémie, ce que la diarrhée prémonitoire est pour l'individu menacé de choléra. Lorsque l'épidémie cholérique est sur le point d'envahir un pays, dit M. Jules Guérin dans son excellent article sur la *cholérine*, inséré dans la *Gazette médicale* du 4 novembre dernier, elle prélude à son établissement par les symptômes de la cholérine.

L'épidémie de 1865, à Marseille, a prouvé que ce fait, généralement vrai, présentait des exceptions ; on verra dans le cours de ce travail qu'on peut en dire autant de la diarrhée prémonitoire. D'après M. le Dʳ E. Chauffard, il paraît qu'une observation semblable a été faite, cette année, à Paris. On lit en effet les lignes suivantes dans un article intitulé : *Des formes diverses des accidents prémonitoires du choléra et de leur traitement* , article inséré dans la *Gazette des hôpitaux* du 11 novembre 1865 : « Suivant M. Chauffard, les affections diarrhéiques n'ont nullement précédé, dans l'épidémie actuelle, l'invasion du choléra. Celui-ci s'est établi d'emblée, par cas isolés d'abord, prenant naissance dans un foyer circonscrit, et de ce foyer se propageant ensuite dans le reste de la cité ; mais si la diarrhée non suivie de choléra confirmé n'a pas devancé l'épidémie cholérique, elle l'a suivie de près. Son apparition ou plutôt sa diffusion correspond à la période d'expansion et de diffusion de l'épidémie cholérique elle-même. » C'est exactement ce qui s'est passé dans notre ville, à laquelle on peut appliquer sur tous les points ce qui vient d'être dit de Paris.

Je dois ajouter, relativement à la situation de Marseille avant l'épidémie et au début de celle-ci, que rien, dans les observations météorologiques faites à l'observatoire , n'a concordé avec certaines théories qui ont été émises sur l'étiologie du choléra. Ainsi le thermomètre, le baromètre, l'hygromètre, l'électroscope, le papier ozonométrique , la direction des vents, n'ont pu expliquer l'invasion du choléra, sa progression si lente au début et ses oscillations. En effet, des vents variables ont soufflé en juillet, tantôt nord-ouest, tantôt sud-ouest, tantôt sud-est ; de même en août, nord-ouest dans les dix premiers jours, puis sud. Le 14 août il y eut un violent orage avec pluie, après lequel la mortalité subit une brusque augmentation, contrairement à ce qui, d'après diverses théories, aurait dû arriver. Il est vrai, quant à la présence de l'ozone dans l'air, que dans la matinée du 14, le papier ozonométrique a donné zéro ; ce serait le seul jour dans les mois de juillet et d'août où les résultats fournis par ce papier auraient paru concorder avec la théorie qui fait brûler les miasmes cholériques par l'ozone contenu dans l'air.

Ce fut au milieu des excellentes conditions locales que je viens de signaler, que les émigrants d'Alexandrie arrivèrent à Marseille, se répandirent dans différents quartiers de la ville, et pour la plupart y séjournèrent. Quelques jours s'étaient à peine écoulés depuis l'arrivée des premiers bateaux venus d'Égypte, qu'on commença à citer des cas de choléra : c'était dans la seconde moitié du mois de juin.

Sur le quai de la Joliette, du côté des escaliers de la Major, dit M. Grimaud (de Caux) dans ses *Études sur le choléra*, faites à Marseille en septembre et octobre 1865, deux hommes ont été relevés dans la nuit du 14 au 15 juin ; un pharmacien du voisinage s'est écrié en les voyant : c'est le *choléra !*

Le premier cas bien avéré fut observé le 18 juin, chez la nommée Françoise Blanc, âgée de 38 ans, demeurant rue Peirier, 31, dans la maison de M. le Dr Aïdé, mon condisciple et ami, dont je tiens ce fait. Cette femme fut prise, le 18, d'une forte diarrhée que M. Aïdé arrêta avec des lavements laudanisés ; le surlendemain, la diarrhée se reproduisit, et à sa suite se manifestèrent tous les symptômes du choléra algide le plus prononcé ; la réaction se fit, mais la malade succomba le huitième jour, après avoir présenté les symptômes cérébraux qui succèdent souvent à la réaction. Cette femme nourrissait un enfant de dix-huit mois, dont le père était chauffeur à bord d'un bateau à vapeur ; M. Aïdé m'a fait observer que cet homme, qui se trouvait à Marseille à cette époque, était venu souvent chez la nourrice, pour y voir son enfant qu'il aimait beaucoup.

Le 20 juin, M. le Dr Colmar fut appelé à donner ses soins, rue Château-Joli, no 58, au nommé Hippolyte-Fortuné Judici, ouvrier employé au lestage des navires au port de la Joliette ; cet homme mourut du choléra après trois jours de maladie.

Le 27 juin , un homme logé au cours Lieutaud fut rapidement emporté par une attaque de choléra.

Le même jour, un journalier entra à l'Hôtel-Dieu, salle Moulaud, avec les symptômes d'un choléra peu intense; il guérit très-lentement, car il ne put sortir de l'hôpital que le 7 août.

Quelques jours après, on me parla d'une femme morte très-promptement du choléra, rue Ferrari.

Dans la première moitié de juillet, on enregistra un certain nombre de décès cholériques.

Le 16 du mois de juillet, un chiffonnier qu'on trouva couché sur les marches de l'église de la Major, fut transporté à l'Hôtel-Dieu dans l'état algide le plus avancé ; il mourut au bout de deux heures de séjour.

A partir du 21 juillet, M. le Dr Alexandre Martin fut appelé à soigner un certain nombre de cholériques dans le quartier Saint-Laurent, surtout rue des Trois-Soleils.

M. le Dr Bouisson donna ses soins à la veuve Dussac et à sa fille, qui furent rapidement emportées par le choléra, rue Impériale. Ces dames recevaient des marchan-

dises de l'Inde par la voie d'Alexandrie, et elles se trouvaient en relation d'affaires avec les personnes venant de
ce pays.

Le 22 juillet, je fus appelé en consultation, à neuf heures
du soir, par mon honorable confrère, M. le Dr Magail,
pour une petite fille de neuf ans, domiciliée rue Traverse-
Nicolas ; prise du choléra dans le courant de la matinée,
cette enfant mourut avant notre réunion. Le père était en
relations suivies avec Alexandrie, et recevait par chaque
courrier de nombreuses lettres de cette ville ; il en avait
reçu un pli volumineux quelques jours avant la mort de
l'enfant.

Le même jour, 22 juillet, succomba, rue Fontaine-Rouvière, 54, le nommé Ch. Désert, soigné par M. le D^r
Crouzet. Désert était peintre en bâtiments ; du 8 au 14
juillet, il avait travaillé alternativement à bord du *Mœris*,
arrivé le 5 d'Alexandrie, et sur un autre paquebot placé
bord à bord avec le *Mœris* ; le 11, cet homme fut atteint
de diarrhée, le 22 il était mort.

Dans la maison occupée par Désert, les deux enfants
Aubert furent bientôt atteints du choléra et succombèrent.

Plus de doute : le choléra était à Marseille, et se mon-
trait sur différents points de la ville, toutefois plus spécialement autour de la Major, de Saint-Laurent, à la rue
Fontaine-Rouvière, à la rue Impériale, quartiers situés dans
le voisinage des ports, et il atteignait plus particulièrement
des personnes qui avaient des rapports directs ou indirects
avec les marins.

Déjà, comme je l'ai dit, l'Hôtel-Dieu avait reçu deux
malades ; du 18 au 22 juillet furent admis trois nouveaux

cholériques , un homme et deux femmes, qui succombèrent. Cet homme était marin, il arrivait de Sousse, ayant touché à Alexandrie ; il mourut deux heures après son entrée à l'hôpital.

Le 24 juillet fut reçu un mousse âgé de 13 ans ; le lendemain, un autre mousse âgé de 14 ans fut aussi admis à l'Hôtel-Dieu; ces deux cholériques entrèrent à la période algide, tous deux guérirent.

Dès ce moment, les admissions de cholériques dans cet hôpital devinrent quotidiennes, et, fait bien remarquable, sur les trente premiers cholériques reçus dans mon service jusqu'au 14 août, il y eut dix-neuf marins, plus un individu qui allait exercer la profession de dentiste à bord des paquebots arrivant d'Alexandrie ; tandis que sur les trente cholériques suivants, il n'y eut plus que trois marins. Ce fait est bien digne de remarque, au point de vue de l'origine et de la marche du choléra à Marseille ; il n'avait pas échappé à mes élèves, auxquels je faisais prendre chaque jour des notes détaillées, car plusieurs fois eux-mêmes avaient fixé mon attention sur ce point. Dès le 14 août, toutes les professions fournirent un contingent à peu près égal ; toutefois les journaliers , c'est-à-dire les hommes qui acceptent toute espèce de travail, les plus malheureux de tous en conséquence, furent en bien plus grand nombre. Du reste, pendant tout le cours de l'épidémie, on a observé que le choléra frappait plus particulièrement les classes malheureuses et les quartiers pauvres.

Le 27 juillet, fut reçu le premier cholérique à l'hôpital de la Conception.

Le 28, un vieillard fut atteint à l'hospice de la Charité.

Le choléra était dans les divers hôpitaux de Marseille ; le 2 juillet, l'hôpital militaire avait reçu deux malades rapidement emportés. En ville, il commençait à s'étendre sur divers points, cependant il sévissait avec lenteur ; les cas étaient graves, mais ils n'étaient pas encore très-nombreux.

La même lenteur dans la marche de l'épidémie s'observa dans la première moitié du mois d'août. Le choléra marche mollement, le terrain n'est pas disposé à le recevoir, disaient les médecins ; cependant, vers la fin du mois d'août, les cas se multiplièrent, et ce fut en septembre que la maladie atteignit les proportions les plus fortes, tant au point de vue de la multiplicité des cas, qu'à celui de la rapidité du mal.

Dans les derniers jours de septembre, la maladie commença à décroître, et cette amélioration continua en octobre ; toutefois, durant tout ce mois, le choléra présenta encore une certaine intensité ; on se rendait, il est vrai, plus facilement maître du mal. A la fin d'octobre, les cas furent moins fréquents ; on en observa encore un certain nombre en novembre, ce fut du 5 au 9 de ce mois que furent reçus dans mon service quatre marins venant du navire russe *le Delphin*, sur lequel se développa, dans le vieux port, un foyer cholérique ; trois de ces marins succombèrent du 10 au 15 novembre. On reçut encore à l'Hôtel-Dieu sept cholériques, dont six étaient très-graves. Il est à remarquer que ces derniers malades étaient tous étrangers à la ville, où ils étaient arrivés depuis quinze jours au plus ; un d'entre eux, admis le 11 novembre dans mon service, est le Napolitain qui fait le sujet de l'observation III : pour ce cas, l'origine de la maladie ne fut pas

douteuse. Sur les sept cholériques dont je viens de parler,
quatre succombèrent dans un état typhique. Le 22 novembre, on reçut encore un malade : c'était un marin arrivé
le 11 de la Spezzia, il était dans l'état algide le plus avancé ;
malade depuis la veille seulement, à la suite d'un repas
copieux composé de coquillages, il mourut huit heures
après sa réception à l'Hôtel-Dieu. Le 24 novembre, pour
la première fois depuis le 24 juillet, par conséquent au
bout de quatre mois seulement, je n'eus pas un seul cholérique dans le service.

Trois jours après, c'est-à-dire le 27, eut lieu une nouvelle et dernière réception : c'est le malade qui fait le sujet
de l'observation XIII ; il était, le 18 novembre, parti de
Naples, où régnait le choléra. Entré à l'hôpital dans un état
algide très-avancé et malade seulement depuis la veille,
il guérit rapidement, car il put quitter l'Hôtel-Dieu le
2 décembre.

L'épidémie était terminée dans les hôpitaux ; en ville,
on ne voyait presque plus de malades : les derniers coups
avaient évidemment frappé des personnes qui n'étaient pas
faites à notre atmosphère. Toutefois quelques victimes
avaient puisé le principe de leur maladie à une autre
source que Marseille ; je m'occuperai, dans une autre partie
de mon travail, de ce sujet important.

Dans le mois de janvier de cette année, j'ai eu l'occasion d'observer à l'hôpital encore une atteinte cholérique,
mais c'était un cas incomplet.

En somme, s'il est vrai de dire que le choléra n'a pas
sévi à Marseille, en 1865, avec la fureur soudaine avec
laquelle il a attaqué certaines localités, il n'en a pas moins

été, par sa longue durée et la grande gravité des cas, aussi meurtrier que sur d'autres points et que dans la plupart des épidémies précédentes; les chiffres que je donnerai en fourniront la preuve la plus certaine.

La marche de l'épidémie de 1865 à Marseille est très-remarquable, et les circonstances au milieu desquelles elle s'est développée sont bien dignes des méditations de l'homme sérieux, car un grand enseignement doit sortir de ce malheur public. Rien en effet, dans notre ville, n'indiquait la moindre disposition à l'invasion du mal; tout à coup des navires et des voyageurs nous arrivent d'un point compromis, et le mal les suit au milieu de nous, comme il avait suivi les pèlerins de l'Inde à la Mecque, comme il s'était attaché aux pas des hadjis venus de la Mecque à Alexandrie. Ce grand fait est déjà démonstratif: le choléra nous était arrivé d'Égypte par les navires et par les voyageurs, comme il était venu sur cette vieille terre des Pharaons au milieu des pèlerins qui campèrent à Alexandrie ; il ne peut être douteux, pour tout observateur impartial, que l'origine de l'épidémie que je raconte est tout entière dans l'importation. Les développements qui vont suivre démontreront cette vérité, du moins je l'espère ainsi.

L'importation du choléra n'est certes pas chose nouvelle ; M. Moreau de Jonnès, dans sa remarquable *Histoire* de la première invasion de cette maladie en Europe; MM. Augustin Fabre et Fortuné Chailan, dans leur *Histoire du choléra-morbus asiatique*; Graves (de Dublin), dans sa *Clinique médicale ;* M. le Dr Bertulus, dans ses nombreux travaux sur le *Choléra;* MM. les Drs Sirus Pirondi et Fabre, dans leur intéressant et remarquable travail[1], ont démontré de la manière la plus évidente que le choléra , né dans l'Inde , n'en est jamais sorti qu'avec les navires , les caravanes , les corps d'armée , en un mot qu'avec les masses d'hommes ; qu'il a toujours suivi les lignes sur lesquelles ces masses se mouvaient , qu'il a épargné les solitudes, les lieux retirés, et que, dans les cas exceptionnels où ces derniers ont été atteints , on a pu s'expliquer le fait par des communications suspectes ; mais jamais , à mon avis, la démonstration de l'importation n'a été aussi complète que dans l'invasion de 1865.

On suit pas à pas la marche du mal , et il est d'autant plus facile de le faire , que cette marche a été rapide. Or, pourquoi cette rapidité si remarquable et qui n'avait jamais été observée jusqu'à ce jour ? C'est évidemment parce que jamais les communications d'un bout du monde à l'autre n'avaient été aussi promptes et aussi nombreuses. Cette coïncidence de la rapidité de l'invasion cholérique de 1865, avec la rapidité des transports des hommes et des choses des pays contaminés dans ceux qui l'ont été immédiatement après ce transport , tandis que dans les précédentes invasions la lenteur de celles-ci était aussi en rapport avec celle des communications , suffirait à elle seule à la démonstration ; celle-ci devient bien plus évidente si on pénètre dans l'interprétation raisonnable des faits.

Marseille ne présentait aucune des conditions qui prédisposent à une épidémie de choléra ; elle reçut un grand nombre de voyageurs qui , fuyant Alexandrie , vinrent s'a-

---

[1] *Étude sommaire sur l'importation du choléra* ; Paris, 1865.

briter dans ses murs, et bientôt elle fut atteinte à son tour. Le rapport de cause à effet, entre l'épidémie d'Alexandrie et celle de Marseille, n'est-il pas aussi évident que celui qui existe entre un malade atteint d'une affection contagieuse et la personne qui, étant allée le visiter, a été prise à son tour de la maladie dont le premier était atteint? Si Marseille seule avait été attaquée de la même manière, on pourrait douter; mais tous les points qui avaient eu des communications semblables avec l'Égypte n'ont-ils pas été atteints, tandis que ceux qui, par une raison ou par une autre, n'ont pas reçu de voyageurs venus des ports contaminés, ont été indemnes? Qu'on réfléchisse avec impartialité à ce qui se passe en Sicile dans ce moment, à ce qui s'est passé à Naples depuis que le choléra s'est élancé d'Alexandrie sur l'Europe : la Sicile n'a besoin, pour se garantir, que de garder ses côtes. Elle l'a fait très-sévèrement : eh bien! elle n'a pas de choléra ; tandis que n'ayant pas pris les précautions voulues dans les invasions précédentes, elle avait été décimée par le fléau. Naples a pu s'y soustraire pendant plusieurs mois, au moyen des sages mesures sanitaires qu'elle avait prises ; mais l'invasion par les montagnes n'aurait pu être arrêtée que par un cordon sanitaire, qu'elle n'a pas établi, parce que ce moyen de préservation, d'ailleurs radicalement impossible, rejetterait notre siècle dans les exagérations des anciennes quarantaines. Ces exemples, qu'il serait facile de multiplier, ne sont-ils pas suffisants pour prouver que le choléra nous est arrivé par les navires et par les hommes venus d'Alexandrie ?

Si l'importation se faisait par une autre voie que celle des hommes et des choses, par des courants d'air, par exemple, comme quelques médecins le soutiennent depuis longtemps, comment pourrait-on expliquer que des localités placées dans les mêmes situations, sur le même littoral, sous la même latitude, par conséquent exposées aux mêmes courants, n'aient pas été envahies en même temps que Marseille ? Comment expliquerait-on que les premiers points envahis aient été exclusivement ceux qui ont reçu les bateaux et les voyageurs venant d'Alexandrie ; tandis que les villes qui n'étaient pas directement en rapport avec cette dernière, comme Toulon, Arles, Paris et autres villes en France, n'ont été atteintes qu'après de nombreuses communications entre celles-ci et notre ville, qui a reçu les premiers arrivants des pays contaminés ? Est-ce que des courants quelconques, autres que ceux des voyageurs et des marchandises, peuvent expliquer raisonnablement de pareils faits ? Est-ce qu'un courant d'air cholérique n'aurait pas attaqué cette année le Caire avant Alexandrie ? Il me semble que la première était dans une bien meilleure position par rapport à la Mecque, point de départ du mal, pour recevoir ses effluves. Pas du tout ; ce capricieux courant s'abat tout d'abord sur Alexandrie, tout juste avec les hadjis malades, et il n'infecte le Caire que lorsque de nombreux voyageurs se sont rendus d'Alexandrie contaminée au Caire qui n'avait encore rien. Ne peut-on pas en dire autant d'Alep, de Damas, en Syrie, qui n'ont été envahis que vers la fin d'août, après les villes du littoral, c'est-à-dire celles qui étaient en communication directe et rapide avec l'Égypte ? Cette opinion des courants, qui, je l'avoue, a quelque chose de séduisant, n'explique donc rien ; et en tout cas, s'il était possible d'admettre que

les grands mouvements de l'atmosphère, les vents, fussent
une des causes du transport des maladies épidémiques d'un
bout du monde à l'autre, il serait étrange que, pour produire leurs funestes effets, ils eussent besoin du concours des
caravanes, des navires et des hommes. Au contraire, tout
s'éclaircit lorsque, l'œil sur la carte, on suit attentivement
la marche des caravanes, celle des bateaux et celle des
voyageurs, parce qu'on voit, à chaque étape de ceux-ci,
les traces lugubres de leur passage.

Il ne peut rester dans l'esprit le moindre doute sur l'origine du choléra de 1865 : il a été importé en France par
les provenances d'Alexandrie.

Si, poussant la sévérité scientifique aussi loin que possible, on exige, pour être convaincu, des détails précis sur
le contact qui a pu exister entre les premiers cholériques
observés à Marseille et les navires venus d'Alexandrie, je
répondrai qu'il est à peu près impossible d'obtenir ces détails ; mais qu'il résulte évidemment des faits que j'ai ex-
posés, que les premières personnes attaquées étaient des
gens venant des ports, des marins ou des habitants qui
avaient eu des relations avec ces derniers.

Du reste, ces détails, qu'il aurait été très-heureux de
pouvoir posséder, sont-ils bien nécessaires à la démonstration ? Je ne le crois pas ; car étudiées philosophiquement
et de ce point de vue élevé, qui consiste à reconnaître que
les bateaux dans leur marche, les voyageurs dans leur
locomotion rapide, ont semé le choléra depuis son point de
départ dans l'Inde jusqu'à Paris, l'origine et la propagation
du choléra de 1865 sont éclairées de la plus vive lumière.

CHAPITRE II.

Mesures prises dans les hôpitaux.

———

Dès les derniers jours de juillet, les hommes généreux qui composent l'administration des hospices, ayant compris que l'épidémie tendait à s'accroître , prirent des mesures pleines de sagesse, et qui leur furent dictées par leur philanthropie et leur dévouement pour les pauvres. La commission administrative était composée en ce moment de MM. Seren, président, le Dr Coste, A. Fabre, Tollon et J. Grandval. Ces honorables citoyens, qu'on voyait à chaque instant, soit auprès des malades , soit dans les différents points des hôpitaux où leur présence pouvait être utile , s'appliquèrent à empêcher, d'une part la propagation de l'épidémie dans les nombreux services, soit de médecine, soit de chirurgie ; d'autre part à placer les cholériques dans les meilleures conditions possibles.

Ce fut dans ce but que le chlorure de chaux et l'aération furent employés avec une très-grande attention , que les soins de la propreté la plus minutieuse entourèrent les malades, que des chemises de laine furent mises à leur disposition, que le régime alimentaire fut l'objet d'une surveillance active, enfin qu'un service spécial fut consacré au traitement des malades atteints par l'épidémie.

Pénétré de l'idée que la présence des cholériques au milieu des autres malades avait beaucoup plus d'inconvénients que leur réunion dans le même lieu, pourvu que celui-ci fût placé dans de très-bonnes conditions, je proposai à la commission administrative, qui accueillit ma demande avec sa bienveillance habituelle, d'évacuer à l'Hôtel-Dieu la salle Saint-Joseph, pour y placer les cholériques. Cette salle, située au troisième étage, dans la position la plus élevée de la ville, semblait avoir été disposée tout exprès pour l'usage auquel on allait la destiner. Son exposition au midi, au couchant et au levant, son excellente ventilation, son isolement, la rendaient très-propice à recevoir des malades qui, comme les cholériques, font naître autour d'eux de véritables foyers d'infection. Vingt-neuf lits bien espacés furent consacrés, dans cette division isolée, au traitement des hommes cholériques qui y furent admis dès les derniers jours de juillet. Cette séquestration, qui n'a aucune espèce d'inconvénient lorsqu'une ventilation permanente peut être exercée autour des malades, présente l'immense avantage d'empêcher la transmission de la maladie aux fiévreux placés dans les lits voisins, comme bien des fois on en a eu des exemples, comme cette année on a pu le voir au moment où, par la force des choses, des cholériques se sont trouvés au milieu des fiévreux.

Pour les femmes, il fut décidé qu'une petite salle de huit lits annexée aux cliniques de l'École de médecine, serait suffisante; ces malades furent confiées aux soins éclairés de M. le professeur Bertulus.

A l'hôpital de la Conception , des mesures semblables furent prises, et le service des cholériques des deux sexes fut mis entre les mains de M. le D^r De la Souchère, dont le zèle et le dévouement sont connus de tous.

M. le sénateur De Maupas, que l'état de sa santé retenait aux eaux, était rentré à Marseille dès les premiers indices de l'épidémie. Pensant que sa présence au milieu de nos cholériques pourrait leur être avantageuse, cet éminent magistrat s'empressa, malgré son état de souffrance, de venir visiter nos hôpitaux, ce qu'il fit plusieurs fois durant l'épidémie. Sa puissante initiative pour quelques mesures urgentes, ses paroles d'encouragement à nos malades, furent suivies des meilleurs résultats.

M. le général de division D'Aurelles de Paladine; M. Bernex, maire de Marseille, et ses adjoints; M. Fanjoux, secrétaire-général de la préfecture; MM. les vicaires-généraux du diocèse, vinrent aussi témoigner leurs sympathies à nos pauvres malades, par leur présence au milieu d'eux.

Du reste, depuis le début de l'épidémie jusqu'à la fin, l'Autorité n'a pas cessé de faire, et pour la cité et pour le département, tout ce qu'on pouvait attendre de sa prudence et de son courage ; et les nobles exemples donnés par elle ont fructifié, car tout le monde a fait son devoir, comme on le fait en France, comme toujours on l'a fait à Marseille. Si notre cité a poussé la première le cri d'alarme, c'est à sa position de sentinelle avancée qu'elle le doit, et certes elle avait raison, puisque l'ennemi était à ses portes. Ce cri ne fut jamais celui de la peur, mais celui de la prudence, de la résignation et du courage.

A l'hospice de la Charité, les mesures prises par la com-

mission administrative, parfaitement secondée par M. le
Dr Roux fils, médecin de la maison, furent si efficaces,
qu'il n'y a eu que 12 cas de choléra, dont 8 suivis de
décès; tandis que, en 1835, on y avait constaté 108 cas,
dont 87 décès; en 1849, 56 cas, dont 41 morts; et en
1854, 120 cas, dont 105 décès. La séquestration de la
nombreuse population de l'hospice, l'interdiction des
fruits, des modifications importantes dans le régime alimentaire, amenèrent cet heureux résultat.

Je me fais un véritable plaisir de signaler ici la belle
conduite de M. le chirurgien chef interne de l'Hôtel-Dieu,
et celle de tous nos élèves des hôpitaux; ils ont vu tomber
sur la brèche l'infortuné Mathieu, leur digne condisciple,
et son noble exemple a accru leur énergie en face du fléau !
MM. les Aumôniers et nos excellentes et si dignes Sœurs
hospitalières n'ont cessé, comme toujours, de contribuer,
par leurs encouragements et leurs soins, au soulagement de
nos malades.

Dans le milieu de septembre, l'accroissement brusque
des cholériques fut un moment cause, à l'Hôtel-Dieu,
d'un véritable encombrement; on fut alors obligé de les
placer dans différents points de l'établissement. Mais
comme cette situation tendait à se prolonger, et que nous
avions le bonheur d'avoir, dans la division des cholériques,
un certain nombre de convalescents, l'administration fit
ouvrir une nouvelle salle de douze lits, dans laquelle furent
transportés les cholériques qui n'avaient plus besoin d'une
surveillance active. Cette salle des convalescents fut, pendant un mois, d'une grande utilité; car, dès ce moment,

il n'y eut plus le moindre embarras, et l'isolement des malades continua à se faire très-régulièrement.

Dans les premiers jours de novembre, l'épidémie tendant à s'éteindre tout à fait, la commission administrative fit fermer le service des cholériques à l'hôpital de la Conception, pour utiliser, après les avoir fait aérer, laver et blanchir à la chaux, les salles qui les avaient reçus ; toutefois, comme quelques cas se présentaient encore, elle décida qu'à l'Hôtel-Dieu le service spécial resterait ouvert jusqu'à la cessation totale de l'épidémie. Ce fut dans les premiers jours de décembre seulement que la salle Saint-Joseph put être rendue à sa première destination, c'est-à-dire à la réception des malades ordinaires.

CHAPITRE III.

Relevé comparatif des décès observés à Marseille et des cas de choléra soignés dans ses hôpitaux durant les diverses épidémies.

L'intérêt qui s'attache toujours à l'étude des chiffres me
porte à exposer succinctement les plus importants des
relevés statistiques qui se rapportent à nos diverses épidémies de choléra ; l'examen comparatif qui résultera de
cette étude présente une incontestable utilité.

Dans les sept épidémies de choléra qui ont régné à
Marseille, l'état civil a enregistré :

En 1834,   865 décès cholériques;
   1835, 2,576 ;
   1837, 1,526 ;
   1849, 2,211 ;
   1854, 3,069 ;
   1855, 1,410 ;
   1865, 2,037.

Comme il y a un certain intérêt à comparer les décès
observés pendant un été sans choléra, avec le nombre de
ceux observés cette année, j'en donne ici le relevé par
mois :

1864.		1865.
Juillet.......	958	1,001
Août........	952	1,552
Septembre....	726	1,991
Octobre......	805	948
	3,401	5,492

En admettant que les décès ordinaires eussent été aussi nombreux pendant le choléra de 1865 que durant l'année précédente, qui s'écoula sans choléra, ce qui n'est pas admissible, parce que, dans toute épidémie, les cas de maladie ordinaire diminuent et même disparaissent quel-quefois, il y aurait eu, dans les mois de juillet, août, septembre et octobre 1865, au moins 2,091 décès cholé-riques, chiffre qui est la différence des deux quadrimestres que je viens d'indiquer.

La première épidémie a duré 152 jours ; la deuxième, 117 jours ; la troisième, 115 jours ; la quatrième, 101 jours ; la cinquième, 94 jours ; la sixième, 101 jours ; la sep-tième donnait encore lieu à la production de quelques cas, après 166 jours d'existence, du 18 juin au 1er décembre.

Il y eut à l'Hôtel-Dieu, en 1854, 151 malades à traiter, sur lesquels on compta 40 guérisons et 91 morts.

En 1855, 486 malades, 215 guérisons, 271 morts.

En 1857, 377 — 181 — 196 —

Jusqu'à cette époque seulement, les militaires sont com-pris dans les chiffres qui précèdent : alors, en effet, ils étaient reçus à l'Hôtel-Dieu dans des salles spéciales ; dans les épi-démies postérieures, l'hôpital militaire ayant été construit, l'élément militaire ne concourt plus à former les chiffres qui vont suivre.

Il y eut à l'Hôtel-Dieu :

En 1849, 454 cholériques, 157 guérisons, 297 morts.
En 1854, 659 — 257 — 582 —
En 1855, 554 — 200 — 554 —

On comprend du reste très-bien qu'à l'état civil on ne puisse pas donner des chiffres d'une grande précision, parce que les certificats de décès ne portent pas toujours la nature exacte de la maladie, que, pour une raison ou pour l'autre, on veut dissimuler.

Je crois ainsi que le chiffre des décès cholériques pour 1865 s'est élevé pour le moins à celui de l'année 1849, d'autant plus que le chiffre de 2,057 décès, que j'ai indiqué, n'a été pris qu'à partir du 25 juillet au 1er décembre; or, du 18 juin au 25 juillet, il y a eu un certain nombre de décès cholériques, comme je l'ai dit dans mon exposé sur les débuts de l'épidémie ; ces décès ont été inscrits sans indication de maladie, et par conséquent ne peuvent figurer dans le relevé.

Les chiffres que je viens de donner ont été pris dans l'*Histoire du choléra-morbus asiatique* de MM. A. Fabre et Fortuné Chailan , dans la *Relation historique et médicale du choléra de* 1854 de M. le Dr S. Pirondi, dans les relevés faits à la mairie en 1854, par M. Hippolyte Jouque ; je dois aussi quelques détails importants à l'obligeance de M. Joseph Mathieu , un des publicistes les plus distingués et les plus goûtés de notre presse locale, et à l'extrême bonté de M. Lepeytre , secrétaire-général de la mairie.

Les services, qui autrefois étaient entassés à l'Hôtel-Dieu dans les plus mauvaises conditions, sont répartis aujourd'hui entre cet hôpital et celui de la Conception, progrès considérable obtenu dans ces dernières années par la sagesse de la commission administrative et l'impulsion vigoureuse donnée aux travaux de construction et de restauration, par l'administrateur habile qui est à la tête de notre département. Ce progrès est très-important au point de vue de l'hygiène, puisque le même nombre de malades occupe deux locaux situés à une grande distance l'un de l'autre, et dans de bien meilleures conditions d'aération.

Durant l'épidémie de 1865, du 27 juin au 27 novembre, il y a eu à l'Hôtel-Dieu :

333 cholériques, 267 hommes et 66 femmes ; sur ce nombre, 56 malades ont été atteints à l'hôpital, 39 hommes et 17 femmes. 128 malades ont guéri, 109 hommes et 19 femmes ; 205 sont morts, 158 hommes et 47 femmes.

A l'hôpital de la Conception il y a eu :

234 cholériques, 158 hommes et 76 femmes ; sur ce nombre 78 malades ont été atteints à l'hôpital, 36 hommes et 42 femmes. 95 malades ont guéri, 70 hommes et 25 femmes ; 159 sont morts, 88 hommes et 51 femmes.

Il y a donc eu dans les deux hôpitaux : 567 cholériques, 425 hommes et 142 femmes ; 134 malades ont été atteints à l'hôpital, 75 hommes et 59 femmes.

223 malades ont guéri, 179 hommes et 44 femmes ; 344 sont morts, 246 hommes et 98 femmes.

Je dois à l'obligeance de M. Marchand, préposé aux entrées de l'Hôtel-Dieu, les chiffres relatifs à l'épidémie de 1865 ; ils ont été relevés et arrêtés le 50 novembre.

CHAPITRE IV

Description du Choléra de 1865.

—

ARTICLE PREMIER. — Marche, forme, durée de la maladie, modes de terminaison, symptômes.

J'ai assisté, comme étudiant en médecine, aux deux premières épidémies de choléra qui ont affligé Marseille, 1834 et 1835 ; j'ai observé les autres comme praticien, et c'est pour la quatrième fois qu'il m'a été donné, comme médecin des hôpitaux, de voir le choléra dans ces établissements ; j'ai eu, en conséquence, de très-nombreuses occasions de voir de près ce fléau. Or, tout le monde sera de mon avis quand je dirai que quiconque a vu le choléra indien une seule fois, ne peut plus se méprendre lorsqu'il se trouve en face de lui. Eh bien ! j'avoue que j'ai été, comme tous mes confrères Marseillais, étrangement surpris quand j'ai vu M. le Dr Maurin, dans un article publié dans la *Gazette des hôpitaux* du 30 septembre dernier, qualifier l'épidémie de choléra qui vient de nous visiter de nouveau, du nom de pseudo-épidémie, et parler de mélange de choléra, d'intermittence, de suette et de fièvre typhique, comme si tous ces maux s'étaient combinés pour nous désoler. Grâce à Dieu, ce mélange n'a jamais existé, mais nous avions bien sous les yeux le choléra, tel qu'on l'observe dans l'Inde, tel que nous l'avons vu dans les autres épidémies, sauf quelques nuances qui ne changent pas plus la nature de la maladie, que la prédominance de tel ou tel symptôme ne change la nature de la fièvre typhoïde, par exemple. Les développements dans lesquels je vais entrer, en fourniront les preuves les plus évidentes.

Durant l'épidémie actuelle, je n'ai vu dans mon service, soit chez les cholériques, soit chez les fiévreux, aucun malade atteint du moindre symptôme se rapportant à la suette; je n'ai vu que quatre cas de fièvre typhoïde, et c'était dans le mois d'octobre. Quant aux affections intermittentes, j'en ai reçu dans les salles moins que de coutume; de plus, dans le traitement du choléra, je n'ai pas vu une seule fois la nécessité d'employer le sulfate de quinine.

Dans le cours de l'épidémie, j'ai eu sous les yeux trois cents cholériques au moins, entre l'Hôtel-Dieu et la ville; c'est exclusivement dans l'observation attentive de tous ces malades que j'ai puisé les documents que je vais donner.

J'ai soigné à l'Hôtel-Dieu, du 1er juillet au 2 décembre, 239 cholériques; ce sont eux surtout qui vont me servir dans ce travail, car chaque malade a eu son bulletin clinique avec les documents nécessaires à une observation complète.

Voici comment je classe ces malades, parmi lesquels je ne fais pas entrer ceux atteints de diarrhée cholérique simple, ne désignant sous le nom de cholérine que les cas où la diarrhée a été accompagnée de vomissements. La cholérine, comme je le dirai, est, à mes yeux, un choléra très-léger.

Cholérines................... 18
Choléras légers.............. 22
Choléras algides peu accentués. 56
Choléras algides............. 165
                              ————
                               259

Malades dans l'état algide le plus
  avancé, morts en arrivant à
  l'Hôtel-Dieu, et sans y avoir
  subi de traitement.... 41
Malades morts après traitement. 95
Malades guéris............... 105
                              ————
                               259

Voici le nombre des malades par mois :

Le 27 juin................... 1
Du 24 juillet au 24 août...... 71
Du 24 août au 24 septembre... 106
Du 24 septembre au 24 octobre. 41
Du 24 octobre au 27 novembre. 20
                              ————
                               259

Sur ces 259 malades, 20 seulement ont été atteints à l'hôpital, parmi lesquels se trouvent 10 femmes ; les 229 autres malades appartiennent au sexe masculin. Je vais indiquer l'âge et la profession de ces derniers.

Age.

AGE.	NOMBRE des MALADES.	AGE.	NOMBRE des MALADES.
10 ans...............	1	De 50 à 40 ans....	53
12 ans...............	1	De 40 à 50 ans....	29
13 ans...............	1	De 50 à 60 ans....	16
14 ans...............	5	De 60 à 70 ans....	3
De 15 à 20 ans.....	27	75 ans...........	1
De 20 à 25 ans.....	59	76 ans...........	1
De 25 à 50 ans.....	54		229

Profession.

PROFESSION.	NOMBRE des MALADES.	PROFESSION.	NOMBRE des MALADES.
Coiffeur.............	1	Cuisiniers..........	2
Charron.............	1	Chauffeurs.........	2
Marchand de vin.....	1	Peintres...........	2
Pêcheur............	1	Musiciens..........	2
Charpentier.........	1	Boulangers.........	2
Charbonnier.........	1	Forgerons.........	2
Aiguiseur...........	1	Pâtissiers..........	2
Portefaix...........	1	Infirmiers.........	3
Bourrelier..........	1	Étameurs..........	3
Cordonnier.........	1	Charretiers........	3
Tailleur............	1	Mineurs...........	3
Papetier............	1	Menuisiers.........	3
Tuilier.............	1	Tailleurs de pierre...	4
Bijoutier...........	1	Chaudronniers......	4
Chiffonnier.........	1	Maçons............	7
Mécanicien.........	1	Marins............	63
Garçon d'hôtel......	1	Journaliers........	99
Ferblantier.........	1	Sans profession.....	4
Dentiste............	1	Total......	229

Chez tous ces cholériques , la maladie n'a pas marché
de la même manière ; des nuances très-remarquables
ont été notées suivant l'époque où ils ont été soumis à
mon observation.

Jusqu'au 28 août , dans les 97 cas que j'ai eus sous les

yeux, il y avait eu une diarrhée qui avait duré de vingt-quatre heures à quinze jours, en moyenne de deux à trois jours. Toutefois plusieurs de mes confrères m'ont assuré avoir eu, dès cette époque, des malades rapidement emportés sans diarrhée prémonitoire ; cette circonstance est signalée par M. le Dr Ménécier, dans sa relation sur le choléra de 1865, insérée dans le numéro de novembre de l'*Union Médicale de la Provence*. Du reste, l'épidémie de 1865 a présenté, sous ce rapport et sous d'autres points, la plus grande analogie avec celle de 1849, dans laquelle, au début, comme cette année, les cas étaient précédés de symptômes prodromiques, tandis que plus tard, comme cette année encore, ils sont devenus très-rapidement mortels.

A partir des derniers jours d'août jusqu'à la fin de septembre, plus de diarrhée prémonitoire ; les malades étaient frappés brusquement par la maladie confirmée. Je vais en citer deux exemples pris dans ma clientèle privée, parce que dans ce milieu il est plus facile d'avoir des renseignements certains sur l'époque précise du début de la maladie.

OBSERVATION I.

Choléra rapidement suivi de mort, sans diarrhée prémonitoire.

Une petite fille de 7 ans, enfant unique, toujours avec sa mère, était en très-bonne santé le dimanche 27 août ; elle avait passé cette journée à la campagne. Le soir, vers les cinq heures, elle poussa sous les yeux de sa mère une selle moulée. L'enfant soupa de très-bon appétit, rentra en ville, se coucha et ne tarda pas à s'endormir. A deux heures du matin, elle éveilla sa mère et vomit son repas du soir ; elle s'endormit de nouveau et ne se réveilla qu'à cinq heures

du matin: elle se plaignit d'avoir des nausées; on crut à une indi-
gestion, et on lui donna du thé, qui fut vomi. Vers les sept heures du
matin, l'enfant poussa pour la première fois une selle liquide; la
diarrhée continuant, on m'envoya chercher vers les neuf heures.
J'arrivai une heure après, et je trouvai cette pauvre petite fille en
proie au choléra le plus confirmé : envies de vomir incessantes, plus
de diarrhée, nez froid, langue froide, cyanose du visage et des mains,
peau glacée partout et sans élasticité, pouls à peine perceptible. A
onze heures, effacementcomplet de celui-ci, cyanose générale, anxiété
extrême, impossible de tenir l'enfant dans l'immobilité. Dyspnée,
délire. Mort à midi.

Telle fut la marche cruellement rapide de cette maladie.

OBSERVATION II.

Choléra très-rapidement suivi de mort.

Un négociant âgé de 60 ans avait passé à la campagne la journée
du dimanche 5 septembre; étant habituellement constipé, il avait
pris, selon son usage, une petite dose de magnésie qui amena deux
ou trois selles.

Le soir, il dîna comme de coutume, se coucha à son heure ordinaire et s'endormit. A quatre heures du matin, il fut réveillé par des
envies de vomir et une soif très-vive ; bientôt survinrent des vomissements suivis de diarrhée. A huit heures, le malade était froid comme
marbre, cyanosé de la tête aux pieds, sans pouls, il respirait avec
peine. Bientôt il perdit connaissance et mourut à onze heures du
matin.

Dans ces deux cas, rien n'avait annoncé l'imminence de
la maladie. Eh bien! les 98 malades que j'ai soignés à
l'Hôtel-Dieu, du 28 août au 25 septembre, interrogés par
moi avec soin sur l'existence ou la non-existence d'une
diarrhée antérieure, m'ont répondu qu'ils n'avaient eu

la diarrhée que quelques heures avant leur entrée à l'hôpital, et la plupart étaient à la période algide.

En conséquence, il est bien évident que, dans certains moments d'une épidémie et dans certaines circonstances, la diarrhée prémonitoire manque ; il est tout aussi certain que, dans ces cas, la maladie marche avec une effrayante rapidité.

A partir du 25 septembre, on vit reparaître la diarrhée prémonitoire ; sur les 44 malades que j'ai eus à soigner à l'hôpital depuis cette époque jusqu'au 2 décembre, 20 l'ont offerte, les 24 autres ne l'ont pas accusée, même dans les derniers jours de l'épidémie. Je vis encore plusieurs fois, à cette époque, des cas à marche très-rapide. Ainsi, le 26 octobre, un vieillard de 76 ans arriva à l'Hôtel-Dieu dans la période algide la plus avancée ; il m'assura que, la veille seulement, dans la soirée, il avait été pris de diarrhée bientôt suivie des symptômes qui l'amenaient à l'hôpital ; ce vieillard mourut dans la journée. Le 5 novembre, un homme de 59 ans fut admis dans mon service ; visité à huit heures du matin, il mourut au moment où on le mit au lit. Il avait été atteint la veille, à neuf heures du soir, d'un choléra devenu rapidement algide, sans diarrhée prémonitoire. Le 11 novembre, un homme de 31 ans, arrivé la veille de Naples en parfait état de santé, fut pris de diarrhée à cinq heures du soir ; à quatre heures du matin il était dans l'algidité la plus complète. (Voir l'observation III.)

Il résulte évidemment de ce qui précède, que la rapidité avec laquelle a marché la maladie, a varié suivant l'époque de l'épidémie : au début, marche plus lente, diarrhée prémonitoire, les malades étaient avertis et pouvaient se faire soigner avant l'invasion complète du mal. A l'apogée de l'épidémie, plus d'avertissements, plus de diarrhée prémonitoire : quand les évacuations alvines arrivaient, le choléra était confirmé, quelques heures les séparaient à peine de l'algidité la plus prononcée et le plus souvent de la mort. A la décroissance, la diarrhée prémonitoire reparut dans un certain nombre de cas, et avec elle l'espérance de sauver un plus grand nombre de malades.

D'après ces observations, la loi formulée par M. le Dr J. Guérin, dès le mois d'avril 1852, loi qui a fait beaucoup d'honneur à sa sagacité, parce qu'elle établit un fait généralement vrai, n'est cependant pas sans un certain nombre d'exceptions, comme je viens de le prouver. Il me semble dès-lors que les propositions suivantes, formulées de nouveau par M. J. Guérin, dans son excellent article sur la cholérine (*Gazette médicale* du 4 novembre dernier), consacrent, scientifiquement parlant, une erreur qu'il est avantageux de laisser subsister dans le public, mais que les médecins doivent apprécier à sa juste valeur.

« Le choléra, dit M. J. Guérin, tel qu'il a été décrit par la plupart des auteurs, est *constamment* précédé d'une période d'incubation que j'ai le premier décrite et que j'ai appelée cholérine ; cette période, qui dure de deux à huit jours ordinairement, consiste dans une diarrhée légère. » A mon avis, ce sont les mots *constamment* et *toujours* qui consacrent l'erreur ; le mot « souvent » se rapprocherait beaucoup plus de la réalité.

MM. les Drs Laugier et Ollive disent, dans un travail consciencieux et plein de documents intéressants, publié sur le choléra de Marseille de 1865, que la *moitié* environ des malades suivis par eux, avait eu, dans les jours qui avaient précédé l'invasion du mal, une diarrhée plus ou moins abondante. On voit que les observations de mes honorables collègues sont en rapport avec les miennes.

Que la diarrhée prémonitoire eût existé ou non, c'était toujours brusquement que se manifestaient les symptômes du choléra confirmé. Généralement parlant, il n'est pas douteux que la très-grande majorité des malades qui soignent la diarrhée, évitent le choléra ; quelques-uns cependant, malgré les traitements les plus rationnels, sont atteints par la maladie. Durant toutes les épidémies, j'en ai eu des exemples dans ma clientèle privée, et cette année, sur 52 cas de diarrhée simple soignés à l'Hôtel-Dieu, dans mon service, durant l'épidémie, 5 malades se sont cholérisés, et ont succombé.

Quelques-uns des malades soumis à mon observation, soit sans diarrhée prémonitoire et après quelques jours d'inappétence et de dyspepsie, soit après la diarrhée, furent pris de vomissements et d'une diarrhée plus ou moins intense, sans présenter d'autres symptômes. Telle est la forme à laquelle je donne le nom de *cholérine*.

D'autres fois, au contraire, à ces premiers symptômes se joignirent les tendances à la syncope, l'affaiblissement du pouls et quelques crampes légères. Voilà, pour moi, le choléra léger.

Dans la grande majorité des cas, au bout de quelques heures le refroidissement devint plus considérable, la peau prit une teinte violacée, les yeux s'excavèrent, la voix s'affaiblit, la peau perdit de son élasticité, le pouls devint

plus faible encore, il y eut suppression d'urine. Voilà un
choléra confirmé, degré auquel je donne le nom de *choléra algide peu accentué*. Un certain nombre de malades
ne dépassèrent pas cette période, et guérirent.

Le plus grand nombre passa plus ou moins rapidement à un degré plus avancé de la maladie ; c'était alors
que se manifestaient plus particulièrement les phénomènes douloureux, surtout les crampes dans les mollets ;
puis le refroidissement fit de rapides progrès : le nez, les
pommettes, la langue, toute la surface de la peau, auraient
pu être comparés à du marbre ; la cyanose atteignit le
visage, les mains, les pieds ; la peau perdit son élasticité,
le pli que lui imprimaient les doigts ne s'effaçait pas ; la
voix devint sépulcrale, la suppression des urines persista ;
le pouls prit le caractère filiforme, quoique fréquent ;
une anxiété générale, avec un besoin incessant de changer
de place, s'ajoutait aux autres symptômes. Je me suis
souvent assuré que cette anxiété, ce besoin de mouvement, ne pouvait être attribué aux crampes, car plusieurs
de ces malades n'en avaient pas ; une soif dévorante, une
chaleur brûlante à l'intérieur sous cette enveloppe de glace,
des vomissements, surtout des nausées et une diarrhée
plus ou moins forte, vinrent compléter le tableau. Voilà
l'algidité, voilà le *choléra algide*. Un certain nombre de
malades, à cette période, pouvaient encore guérir.

Toutefois, pour le plus grand nombre, bientôt le pouls
s'effaça complètement, la respiration devint anxieuse,
l'asphyxie s'établit, le délire ou l'assoupissement se manifestèrent, et bientôt après la mort mit fin à cette scène
cruelle. C'est à cette période que j'ai vu le corps entière-

ment bleu de la tête aux pieds ; quelques sujets nous furent apportés dans cet état. Voilà l'algidité la plus prononcée ; arrivés à cette période, tous les malades succombèrent.

Les différentes nuances que la maladie a affectées dans sa marche, me portent à distinguer six degrés dans le choléra :

1° La diarrhée simple ;
2° La cholérine ;
3° Le choléra léger ;
4° Le choléra algide peu accentué ;
5° Le choléra algide curable ;
6° Le choléra algide incurable.

Comme je l'ai indiqué, ces différents degrés peuvent se montrer sans que l'un entraîne nécessairement l'autre, ou bien ils peuvent se succéder et s'arrêter avant le dernier, ou bien arriver jusqu'à celui-ci et se terminer par la mort. Quelquefois, comme je l'indiquerai, le malade a succombé sans avoir parcouru les six degrés, et par le fait de complications graves survenues après le quatrième degré.

La durée de la maladie a varié suivant l'intensité du mal, et surtout suivant l'époque de l'épidémie.

La cholérine, sur 18 cas, a duré 1 fois un jour, 6 fois deux jours, 3 fois trois jours, 2 fois cinq jours, 1 fois six jours, 1 fois huit jours, 2 fois neuf jours, 1 fois dix jours, 1 fois quinze jours.

Lorsqu'elle n'avait que deux ou trois jours de durée, les vomissements et la diarrhée s'étant dissipés, le malade entrait en convalescence sans avoir eu la moindre réaction fébrile ; au contraire, quand la maladie se prolongeait, un mouvement fébrile plus ou moins intense s'établissait pour quelques jours ; un de ces malades finit par se cholériser complètement et succomba.

La durée du choléra léger a été, sur 22 cas : 2 fois de trois jours, 1 fois de quatre, 2 fois de cinq , 6 fois de six , 5 fois de sept , 1 fois de huit, 1 fois de dix , 1 fois de vingt, 1 fois de trente et un, 1 fois de quarante et un, 1 fois de cinquante-quatre. Généralement, à ce degré, la fièvre de réaction avait lieu ; elle n'a manqué que 4 fois ; elle se prolongeait plus ou moins longtemps suivant l'état du tube digestif. Une vraie entérite est survenue dans la moitié des cas ; la longueur de la maladie a été en raison de la per-sistance de la diarrhée, du défaut d'appétit ou de la dyspepsie qui persistait pendant un certain nombre de jours ; un ma-lade de cette série est arrivé à l'algidité, et a succombé.

La durée du choléra algide peu accentué a été, sur 36 cas: 3 fois de trois jours, 1 fois de quatre, 4 fois de cinq, 5 fois de six, 8 fois de sept, 3 fois de huit, 2 fois de neuf, 4 fois de dix, 2 fois de onze, 2 fois de seize, 5 fois de dix-huit, 1 fois de dix-neuf.

11 malades sont morts : 3 après avoir présenté les symp-tômes observés dans les cas de choléra algide, rapidement suivis de mort ; 1 a été emporté par une pneumonie double (voir l'observation VII). J'ai vu dans ma clientèle privée un vieillard atteint d'une forte cholérine, périr ainsi d'une pneumonie à marche très-rapide. Les 7 autres malades , sans arriver à l'état algide complet, m'ont présenté les symptômes typhiques qui accompagnent plus spécialement la réaction consécutive à l'algidité.

Sur 122 malades atteints du choléra algide curable, 20 ont été pris dans l'hôpital.

Le tableau suivant indiquera la nature de leur maladie antérieure, la durée et l'issue du choléra dont ils furent atteints.

MALADIE ANTÉRIEURE.	DURÉE DU CHOLÉRA.	ISSUE.
Femmes.		
Tubercules pulmonaires............	4 jours.	Mort.
Diarrhée ancienne et avortement.....	11 —	Mort.
Tubercules pulmonaires...........	4 —	Mort.
Tubercules pulmonaires...........	2 —	Mort.
Entérite chronique...............	2 —	Mort.
Cancer de l'utérus...............	2 —	Mort.
Myélite chronique...............	10 —	Guérison.
Métrite chronique et ascite.........	16 —	Guérison.
Diarrhée ancienne et accouchement...	10 heures.	Mort.
Hépatite aiguë..	24 —	Mort.
Hommes.		
Ictère.......................	2 jours.	Mort.
Convalescent d'une attaque de choléra à Alexandrie...................	12 —	Guérison.
Tubercules pulmonaires..	1 —	Mort.
Tubercules pulmonaires...........	5 —	Guérison.
Entérite aiguë simple.............	10 heures.	Mort.
Entérite aiguë simple.............	10 —	Mort.
Tubercules pulmonaires...........	6 jours.	Mort.
Intoxication saturnine traitée par la belladone...................	12 heures.	Mort.
Arthrite rhumatismale............	6 jours.	Mort.
Rhumatisme chronique............	10 —	Guérison.

Les cinq malades qui ont guéri méritent de fixer un moment l'attention.

Le premier est une femme atteinte de myélite chronique; malgré cette maladie grave des centres nerveux, elle réagit et put guérir du choléra ; la myélite n'en fut nullement modifiée.

Le second malade est une femme atteinte de métrite chronique, compliquée d'ascite ; elle sortit de l'hôpital entièrement débarrassée du liquide péritonéal. Ce n'est du reste pas la première fois qu'on a vu des hydropisies se dissiper sous l'influence du choléra. J'ai vu, à la même époque, un homme atteint d'une albuminurie avec anasarque considérable, débarrassé de cette dernière par une très-forte atteinte de diarrhée cholérique.

On a dit, à propos des modifications que le choléra peut déterminer sur la marche d'une maladie, que, sous l'influence de celui-ci, les pneumonies s'aggravaient. Gillette en a cité des exemples. Pour mon compte, je dois dire que j'ai vu, dans le cours de l'épidémie actuelle, chez une femme atteinte de pneumonie, l'inflammation du poumon céder rapidement à une attaque de choléra algide, dont la malade guérit aussi.

Le troisième malade est un homme qui était arrivé d'Alexandrie encore souffrant des suites d'un choléra grave, dont il avait été atteint dans cette ville. Attaqué de nouveau, dans ma salle des fiévreux, d'un choléra algide, il guérit complètement en douze jours.

Le quatrième est un homme atteint de tubercules pulmonaires au deuxième degré. Il est digne de remarque

que les êtres souffrants ont résisté relativement plus que les gens vigoureux.

Le cinquième malade est un homme atteint d'un rhumatisme chronique, dont il ne resta pas de traces après une attaque de choléra algide, guéri en dix jours.

Pour les 102 cholériques reçus dans le service, dans l'algidité complète, la durée de la maladie a été, pour 65 qui ont succombé : pour 6, de neuf à dix heures; pour 25, d'un jour; pour 6, de deux jours; pour 4, de trois jours; pour 7, de cinq jours; pour 5, de six jours; pour 5, de sept jours; pour 4, de huit jours ; pour 4, de neuf jours; pour 2, de onze jours; pour 2, de vingt jours; pour 1, de vingt-deux jours.

Pour 57 qui ont guéri, la durée de la maladie a été : pour 2, de quatre jours; pour 1, de six jours; pour 5, de sept jours; pour 2, de huit jours; pour 2, de neuf jours; pour 5, de dix jours; pour 1, de onze jours ; pour 2, de douze jours; pour 2, de treize jours; pour 2, de quatorze jours; pour 5, de quinze jours; pour 2, de seize jours; pour 2, de dix-sept jours; pour 1, de dix-huit jours; pour 2, de vingt jours; pour 1, de vingt et un jours; pour 1, de vingt-quatre jours; pour 1, de trente jours; pour 1, de quarante jours; pour 1, de quarante-neuf jours.

Les malades qui ont succombé au bout de quelques heures, de neuf à vingt-quatre heures (il y en a eu 29), périssaient avec les symptômes de l'algidité la plus avancée, c'est-à-dire du sixième degré de la maladie. Ceux qui ont vécu quelques jours, de deux à cinq jours (il y en a eu 17), restaient dans cet état d'algidité du début, avec quelques oscillations dans la température de la peau et la force du pouls ; la chaleur se manifestait pendant quelques heures, jamais complètement , puis disparaissait ; le pouls prenait plus de force, puis redevenait filiforme ; un peu d'urine était sécrétée de loin en loin ; les vomissements disparaissaient généralement ; la diarrhée diminuait ; cependant la réaction ne se faisait jamais franchement, et le malade périssait dans un état de torpeur complète.

Les malades qui ont vécu de cinq à vingt-deux jours (il y en a eu 19), ont présenté une série de phénomènes qui annoncent de la manière la plus évidente la *nature maligne* de la maladie , comme l'auraient dit les médecins du siècle dernier. Dans ces cas , la réaction se faisait au bout de deux ou trois jours , toute trace de cyanose disparaissait , la peau s'échauffait , le pouls se relevait et devenait fébrile , jamais très-fréquent , 90 à 96 pulsations environ ; quelquefois même il restait plus lent, quoique la peau fût chaude. Dans bien des cas , dans les plus graves particulièrement , celle-ci devenait le siége d'une éruption de roséole ou d'érythème, de pustules d'ecthyma , d'anthrax , d'abcès sous-cutanés et quelquefois de véritables pétéchies. J'ai vu une parotide et quelques épistaxis. Dans quelques cas les vomissements persistaient pendant huit à dix jours , ils alternaient avec le hoquet ; généralement un peu de diarrhée continuait à se montrer jusqu'à la mort. Les centres nerveux se prenaient toujours ; la face était injectée d'un rouge brun, les conjonctives étaient aussi très-rouges , le τυφος d'Hippocrate était peint sur le visage ; la céphalalgie, qui a été signalée comme un symptôme de cette période , a manqué très-souvent ; pas de surdité,

pas de trouble dans la vue, si ce n'est aux derniers moments :
alors j'ai vu souvent les paupières contractées ; je n'ai vu les
yeux ternes que dans l'agonie. Tantôt les malades étaient
en proie à un délire qui exigeait la camisole de force ;
tantôt au contraire, ce qui était beaucoup plus fréquent,
la stupeur du visage était accompagnée d'un coma dont on
avait grand'peine à tirer l'individu ; on observait en même
temps du tremblement dans les mains, quelques soubre-
sauts dans les tendons. Tantôt le malade laissait échapper
les urines et les matières fécales ; tantôt au contraire il
y avait rétention complète d'urine, et il était nécessaire
d'introduire une sonde dans la vessie plusieurs fois par
jour. Après quelques jours passés dans cet état, quatre,
cinq, six jours, quelquefois jusqu'à dix jours et même
plus, puisqu'un de mes malades n'est mort que le vingt-
deuxième jour, l'assoupissement devenait complet, la
respiration s'embarrassait, le malade perdait entièrement
connaissance, et succombait.

Un de mes malades, jeune homme de 21 ans, atteint
de choléra algide le 31 août, après avoir présenté cet état
malin que je viens de décrire, état qui fut pour lui des
plus graves, car il y eut roséole, abcès, anthrax, rétention
d'urine, ce jeune homme, dis-je, était entré en convalescence vers le quinzième jour, et tout annonçait une guérison prochaine : il urinait sans le secours de la sonde, man-
geait un peu et digérait bien, lorsque tout à coup, le
19 septembre, il tomba dans un assoupissement profond
avec forte fièvre, 120 pulsations, et succomba le lendemain. A mon grand regret, le corps ayant été réclamé, l'autopsie ne put être faite.

L'ensemble des symptômes que je viens de décrire, constitue ce qu'on appelle avec juste raison *état typhique*.
Ce n'est pas, comme on le croit dans le monde, une fièvre
typhoïde qui succède à la maladie, interprétation qui
donne beau jeu à tous les *empiriques guérisseurs de choléra*. C'est un des modes de terminaison du mal, et un des
modes fréquents, dans le degré dont je m'occupe en ce
moment. Il a été même un peu plus commun en 1865 que
dans les précédentes épidémies.

Cet état présente certainement de grandes analogies
avec la fièvre typhoïde, mais le fond est tout différent. Dans
tous les typhus, et le choléra en est un, comme dans la
fièvre typhoïde, comme après l'administration de certains
poisons, des troubles fonctionnels graves s'observent du
côté des centres nerveux ; ces troubles ont de grandes
analogies, quoique la cause n'en soit pas la même, tout
comme on voit deux poisons stupéfiants, d'origine et de
nature différentes, produire à peu près les mêmes troubles
sur le cerveau. L'anatomie pathologique établit du reste une
ligne de démarcation bien nette entre la fièvre typhoïde et
le choléra.

Ces symptômes cérébraux, si redoutables dans le choléra, ne peuvent pas, à mon avis, s'expliquer, comme on
a essayé de le faire, par la violence de la réaction ou par
une inflammation viscérale quelconque. L'anatomie pathologique vient, du reste, corroborer cette opinion : ces
symptômes sont dus à une action spéciale sur les centres
nerveux, qui tient au degré d'intensité de la maladie.

On ne peut pas non plus considérer ces accidents typhiques, ainsi que l'ont fait différents observateurs, entre au-

tres M. le D⟨r⟩ Pantaleoni (de Nice) , comme le résultat de l'administration des stimulants et de l'opium, donnés aux malades pour les faire réagir ; car bien des fois j'ai rencontré ces accidents chez des cholériques qui, ou bien n'avaient pas pris de médicaments de cette classe, ou bien en avaient pris une très-petite quantité ; quelques unes des observations que je donnerai en feront foi.

Chez les 57 cholériques de cette catégorie, c'est à-dire complètement algides, qui ont guéri, la convalescence a quelquefois commencé avant une semaine. Dans ce cas, la réaction se faisait franchement et simplement, les vomissements et la diarrhée s'arrêtaient bientôt, et tout rentrait dans l'ordre, malgré le trouble considérable éprouvé par la circulation. Ces cas ont été rares, 6 sur 57 ; 21 ont présenté d'une manière plus ou moins intense l'état typhique. Deux malades de cette catégorie ont été atteints d'un érysipèle de la face, phénomène sous l'influence duquel les caractères malins du choléra ont semblé disparaître ; un autre malade, après du délire, une grande prostration, une éruption confluente de roséole, a eu le corps couvert d'anthrax et de plaies consécutives ; il est sorti de l'hôpital complètement guéri, le quarante-neuvième jour.

Dans ces cas heureux, le délire ou l'assoupissement disparaissaient, la fièvre diminuait peu à peu, l'appareil digestif rentrait dans l'état normal, et la convalescence s'établissait. Chez 5 malades, la réaction se fit franchement ; le pouls était à peine fébrile , mais des vomissements incessants persistèrent ; sous l'influence d'un traitement approprié , l'estomac rentra dans l'ordre au bout de quelques jours. Chez 5 autres, ce fut la diarrhée qui se maintint avec une intensité inquiétante ; cependant, sous l'influence des soins, l'intestin revint à l'état normal, et la convalescence s'établit.

Sur 158 choléras algides, dont 56 avec une algidité peu accentuée, 49 ont présenté l'état typhique ; sur ces derniers, 28 sont morts, 21 ont guéri.

Je dois encore faire observer que sur ces 158 cholériques, il y a eu quatre récidives : le malade déjà cité, attaqué pour la première fois au mois de juin à Alexandrie et repris à l'Hôtel-Dieu de Marseille le 19 août : il a guéri ; un homme de cinquante ans, reçu dans le service le 27 juillet pour un choléra algide peu accentué, et revenu en octobre pour un choléra algide intense : il a succombé ; un jeune homme de 25 ans, traité pour un choléra algide peu accentué, dont il guérit, voulut rester à l'Hôtel-Dieu en qualité d'infirmier : au bout de dix jours, choléra algide et mort ; enfin, un autre jeune homme en convalescence du choléra algide et qui fut repris dans la salle : il guérit.

41 malades ont été apportés à ce degré avancé de la maladie que j'appelle : *choléra algide incurable ;* c'est surtout dans le mois de septembre que les cholériques arrivaient à l'Hôtel-Dieu dans cet état ; presque tous, au dire des personnes qui les accompagnaient, n'étaient malades que depuis huit à dix heures. Dans ces cas terribles, la maladie parcourait avec une effrayante rapidité les différents degrés que j'ai indiqués : mes deux premières observations en offrent des exemples remarquables. J'ai vu habituellement, quelle que fût la rapidité du mal, la diarrhée ouvrir la scène, le vomissement venir ensuite, quelquefois ces deux phénomènes débuter en même temps ; puis ve-

naient les crampes, le refroidissement de la peau, la cyanose, l'affaiblissement du pouls, son effacement, l'aphonie, la suppression d'urine, l'anxiété extrême avec besoin incessant de changer de place, la soif brûlante, la dyspnée, la stupeur, la teinte bleue de la peau, et la mort. Tel était l'ordre habituel de ces affreux symptômes dans les cas les plus rapides, dont la durée n'a jamais été de moins huit heures ; il est bien permis, du reste, de donner à ces cas l'épithète de foudroyants. Parmi les 41 malades de cette catégorie, la moitié n'a eu, *dans le service*, ni selles, ni vomissements ; ces symptômes, il est vrai, avaient existé ; la diarrhée surtout n'avait jamais manqué.

Je n'ai point observé de choléra sec ; celui auquel on a donné ce nom est, je le pense du moins, un choléra dans lequel l'atteinte portée au principe de vie est assez forte pour jeter le tube digestif dans une torpeur telle que les liquides, sécrétés comme dans les autres cas, séjournent dans l'estomac et l'intestin comme dans des vases inertes, et ne peuvent être expulsés. On a vu alors des malades pousser des selles très-copieuses, quand l'état algide se dissipait. Toutefois, plusieurs de mes confrères m'ont assuré avoir vu, durant l'épidémie actuelle, des choléras rapidement mortels avec absence complète d'évacuations et sans que la pression du ventre eût pu faire soupçonner la présence de liquides et de gaz dans l'intestin.

ARTICLE II. — Étude particulière des symptômes les plus importants.

§ 1er. *Diarrhée.* — Comme je l'ai déjà dit, la diarrhée était ordinairement la première manifestation de la maladie ; elle avait duré quelquefois un certain nombre de jours,

sans qu'aucun autre trouble fonctionnel empêchât le malade
de se livrer à ses occupations ordinaires ; souvent même
l'appétit n'était pas perdu.

Je n'ai pas vu la diarrhée manquer dans un seul cas,
même dans les cas les plus rapidement mortels ; mais on
ne peut pas appeler du nom de *prémonitoire* la diarrhée
qui, dans ces cas, survient deux ou trois heures avant l'algidité, ou celle qui se montre en même temps que les vomissements, **car elle fait partie des symptômes de la maladie
confirmée, et il est impossible de l'en isoler.**

Généralement, la diarrhée a été remarquable par son
abondance et par la fréquence des selles, toujours accom-
pagnées de borborygmes et de gargouillement à la pression
du ventre.

La diarrhée se prolongeait souvent, quand le malade
semblait entrer en convalescence ; au contraire, dans les
cas graves, quand l'algidité persistait, ou bien lorsque le
malade tombait dans l'état typhique, la diarrhée disparaissait, pour faire place à une constipation opiniâtre.

Toute diarrhée, en temps d'épidémie, peut être le prélude du mal : j'ai vu la diarrhée bilieuse simple, celle qui
résultait d'une entérite aiguë, même celle de la dysen-
terie la plus manifeste, constituer la première scène pathologique d'une atteinte de choléra. Ces diarrhées doivent
donc être traitées sérieusement, car tout trouble digestif
négligé appelle la maladie. Mais la seule diarrhée qui se
rattache directement au choléra, la seule qui puisse porter
le nom de *prodromique*, m'a toujours présenté des caractères particuliers qu'il est très-important de signaler, d'autant plus que je ne les ai trouvés bien décrits et surtout

bien groupés nulle part. Cette diarrhée négligée conduit fatalement au choléra; les autres diarrhées y prédisposent, mais peuvent durer pendant une épidémie entière sans autre conséquence que celle de la maladie qui les détermine; il n'en est certes pas ainsi de la véritable diarrhée prodromique, qu'il faut traiter au plus tôt.

D'abord, dans ces cas, comme l'a indiqué M. le Dr Gibert, la langue est remarquable par sa largeur, son humidité, sa blancheur, sa tendance au refroidissement; puis, le liquide expulsé est tout à fait aqueux, le plus souvent d'un jaune clair presque blanc : c'est de la sérosité encore colorée par la présence de la bile, j'ai rarement vu cette diarrhée tout à fait blanche et riziforme. Méfiez-vous des diarrhées aqueuses, ai-je toujours dit au public, surtout quand elles sont inodores et *indolores*. Dans un autre paragraphe, je m'occuperai de ce dernier caractère, sur lequel il est important d'insister.

La présence de l'albumine dans les urines au moment où la diarrhée se manifeste, pourrait devenir un signe diagnostique très-important, s'il était bien démontré, comme le pense M. le Dr Rézard (de Wouves), que la présence de l'albumine dans le liquide urinaire fût un signe certain pour reconnaître la présence du choléra.

J'ai vu rarement, durant cette épidémie, dans la cholérine et dans le choléra léger, les selles tout à fait blanches. Une fois seulement, j'ai observé des vomissements et des selles riziformes, le faciès et le pouls restant bons, la peau ayant sa chaleur normale.

Dans les autres degrés du choléra, même dans des cas très-graves rapidement suivis de mort, les selles ont été d'un blanc grisâtre et sans odeur dans le tiers des cas, tandis que dans les deux autres tiers elles sont restées jaunâtres ou brunâtres et très-fétides ; elles étaient alors séro-bilieuses et d'une liquidité extrême.

§ II. *Vomissements.* — Ce symptôme n'a manqué que dans quelques cas graves rapidement suivis de mort. Il a été plus ou moins fréquent : tantôt le malade vomissait immédiatement tout ce qu'il prenait ; tantôt il restait une heure ou deux sans vomir, puis il rendait brusquement tout ce qui avait été introduit dans l'estomac, et même plus que ce qui avait été ingéré. Il en était ainsi dans les cas les plus graves.

Généralement, lorsque le mal s'aggravait, les vomissements cessaient comme la diarrhée ; quand l'algidité était poussée à l'extrême, on aurait pu alors croire à un choléra sec. Dans quelques cas moins graves, les vomissements continuaient pendant plusieurs jours et nécessitaient, par leur persistance, une médication spéciale.

Les vomissements ont été rarement blancs, le plus souvent ils étaient porracés, d'un vert des plus prononcés. Cette teinte a été si fréquente qu'elle a été cause, sous mes yeux, d'une discussion entre deux personnes étrangères à la médecine, l'une soutenant que dans le choléra les vomissements étaient verts, l'autre disant qu'elle avait toujours entendu parler de la blancheur des vomissements cholériques. A cette observation il était répondu : voyez les bassins des malades, et le fait était vrai : on y voyait presque toujours un liquide d'un vert porracé. On peut dire que ce caractère des vomissements a été propre à l'épidémie de 1865.

§ III. *Douleurs.* — Dans une lettre adressée par M. le professeur Pantaleoni à M. le Dr J. Guérin, et insérée dans la *Gazette médicale* du 21 octobre dernier, l'auteur faisait remarquer qu'en 1855, à Rome, où il avait soigné un grand nombre de cholériques, la diarrhée prémonitoire était toujours indolore. Cette observation est très-juste : j'ai toujours noté l'absence des coliques dans la véritable diarrhée prodromique. C'est un caractère important à ajouter à ceux que j'ai déjà signalés ; on doit se méfier surtout de la *diarrhée séreuse et indolore.* Il est d'autant plus essentiel d'insister sur ce point, que le public s'imagine qu'une maladie aussi grave que le choléra, qu'un mal qui a son siége dans le ventre, doit être accompagné de vives coliques. Au contraire, des douleurs plus ou moins vives accompagnaient les diarrhées bilieuses.

Dans le cours de la maladie, souvent dans la convalescence, on entendait les malades se plaindre, tantôt de douleurs épigastriques, tantôt de véritables tranchées.

Souvent, dans la période asphyxique, les cholériques se plaignaient de douleurs vers la base de la poitrine, aux points d'insertion du diaphragme.

Lorsque, dans la période de réaction, des phénomènes cérébraux se manifestaient, j'ai vu souvent la tête rester fraiche et sans douleur ; c'est exceptionnellement que les malades se sont plaints de céphalalgie.

Quant aux crampes, qui dans les autres épidémies ont été si violentes, si douloureuses, qu'elles exigeaient une médication spéciale, elles ont été, cette année, si légères, si peu accentuées, que j'ai très-rarement eu besoin de diriger des moyens d'action contre ce symptôme ; je puis même assurer que, dans la grande moitié des cas, les crampes ont manqué complètement ; autre caractère remarquable de l'épidémie de 1865.

§ IV. *Suppression d'urine*. — Manquant toujours dans la cholérine et dans le choléra léger, ce symptôme était l'apanage du choléra grave : il n'a jamais manqué dans ces cas ; je n'ai fait inscrire : *choléra algide*, sur les feuilles de diagnostic que lorsque, conjointement aux autres phénomènes qui constituent l'algidité, l'urine avait cessé de couler depuis un certain nombre d'heures.

Ce symptôme a été, ce que je l'ai vu dans les autres épidémies, un des signes constants du danger couru par le malade, le retour de l'urine dans la vessie étant, au contraire, un signe de la tendance à la guérison. Toutefois, pour constituer ce signe favorable, il faut que l'urine continue à couler ; or, bien des fois, dans les cas graves, après s'être montrée une fois, deux fois, l'urine a disparu de nouveau, pour ne plus se montrer, et des malades sont restés ainsi pendant deux, trois, quatre jours, puis ont succombé. Quelquefois, après la suppression venait la rétention, signe moins grave, indiquant toutefois une gravité d'une autre nature.

§ V. *État du pouls*. — Peu altéré dans la cholérine, le pouls a toujours présenté, dans les autres degrés, des modifications remarquables qui ont été en rapport avec la gravité de la maladie.

Faible seulement dans les cas peu intenses, le pouls était filiforme dans le choléra algide ; presque toujours alors, il fallait chercher un moment avant d'avoir la certitude qu'il était encore perceptible ; 90 pulsations environ, difficiles à compter, tel il s'est montré dans presque tous les cas algides curables.

Dans un état d'algidité encore plus avancé, le pouls disparaissait ; quelque soin qu'on mît à le chercher, impossible de le trouver ; phénomène bien remarquable observé dans toutes les épidémies, le pouls ne battait plus et le malade vivait, il vivait même un certain nombre d'heures : j'ai vu plusieurs malades prolonger ainsi leur existence pendant plus de vingt-quatre heures, un, entre autres, même vivre dans cet état pendant quarante-huit heures. Dans ces cas, les battements carotidiens, quoique faibles, se percevaient encore ; les battements du cœur arrivaient aussi faiblement à l'oreille.

Rarement le pouls reparaissait une fois qu'il s'était effacé complétement ; dans ce cas, c'était pour disparaître de nouveau pour toujours.

Lorsque la réaction tendait à se faire, la petitesse du pouls cessait, et celui-ci était en rapport avec le degré de la réaction. Ce pouls, d'abord aux antipodes de l'état fébrile, prenait de l'ampleur et de la fréquence : une fièvre toujours absente dans le début du choléra et dans la période algide, survenait, ne dépassant pas généralement 90 à 100 pulsations. Une seule fois j'ai vu le pouls s'élever à 120 : ce fut chez le jeune homme qui, dans sa convalescence, fut pris brusquement de coma et mourut en vingt-quatre heures. J'ai vu souvent, dans les cas graves et suivis de mort, après la réaction, le pouls rester au-dessous de 90.

Lorsque la réaction se faisait mollement, le pouls restait

petit, dépressible, puis devenait de nouveau filiforme, signe du plus mauvais augure.

J'ai rarement constaté dans le pouls des intermittences et des irrégularités ; la petitesse , l'effacement complet et une certaine lenteur, tels ont été ses caractères habituels.

§ VI. *État de la peau.* — Le phénomène le plus frappant que présentait d'abord l'enveloppe cutanée, était la tendance au refroidissement , puis le refroidissement le plus prononcé qu'on puisse rencontrer dans une maladie. Cette modification de la peau s'observait en même temps que l'affaiblissement du pouls, et l'on peut dire que ces deux phénomènes, qui marchaient ensemble, étaient en rapport complet.

Le degré de ce refroidissement variait suivant l'intensité du mal : à la période la plus avancée de l'algidité, la peau, sur toute la surface du corps , donnait la sensation qu'on éprouve lorsqu'on touche un des corps les plus froids , le marbre. Le nez , les joues, les lèvres , la langue , donnaient particulièrement cette sensation. Les recherches que j'ai faites à ce sujet sont en rapport avec celles de MM. Bouillaud, Gaimard et Gérardin, H. Roger : ainsi, sur un homme de trente et un ans , atteint d'un choléra algide incurable, avec effacement complet du pouls depuis plusieurs heures, le thermomètre centigrade m'a donné 15° à la plante des pieds, 52° et demi au pli de l'aine , 34° trois quarts dans le creux de l'aisselle, 18° et demi au bout de la langue , 14° à l'extrémité du nez ; ce malade n'est mort que trente-neuf heures après l'expérience. D'après MM. Briquet et Mignot , la chaleur du corps, d ans le choléra , ne descendrait pas de plus de quatre degrés au-dessous du terme physiologique. D'autre part, il a été reconnu que lorsque la température de la surface du corps des cholériques descend au-dessous de 19° Réaumur, soit 24° centigrades, le malade meurt.

Un phénomène qui accompagnait l'affaiblissement du pouls et le refroidissement de la peau, était la couleur particulière que prenait celle-ci. Elle pâlissait d'abord, puis prenait une teinte plombée qui se manifestait en premier lieu autour des yeux ; lorsque la maladie ne progressait pas, cette manifestation ne s'étendait pas ailleurs, mais dans le cas contraire elle gagnait les joues, les bras, les membres inférieurs et toute la surface du corps, qui bientôt devenait violacée, même bleue dans les degrés extrêmes : c'était alors la cyanose la plus complète.

C'est surtout durant le mois de septembre, à l'apogée de l'épidémie, que j'ai observé ces choléras bleus.

La peau donnait au toucher, indépendamment de sa température, une sensation particulière : on aurait dit un morceau de linge ; contrairement à ce qu'on voit habituellement, si on formait un pli sur la peau, celle-ci ayant perdu son élasticité, ce pli se maintenait pendant assez longtemps ; cette disposition était toujours en rapport avec le degré de l'algidité, et par conséquent de la gravité de la maladie.

Le toucher donnait aussi une sensation d'humidité souvent visqueuse. Je n'ai jamais vu de sueurs abondantes, même dans les réactions franches.

Dans les cas heureux, la peau reprenait peu à peu ses conditions normales de chaleur, de souplesse et d'élasticité ; dans les cas suivis de mort, elle restait à peu près dans les conditions que j'ai indiquées, sauf une sorte de chaleur factice et passagère, que les moyens de caléfaction employés lui avaient communiquée.

§ VII. *État de la respiration.* — Dans les cas graves, la respiration subissait des modifications profondes qui étaient en rapport avec la faiblesse du pouls, le refroidissement de la peau et la coloration violette de cette dernière ; ces trois phénomènes doivent nécessairement s'enchainer, l'un entraînant l'autre à sa suite.

Dans l'algidité, une cruelle sensation d'étouffement tourmentait le malade : c'est véritablement la dyspnée de l'homme qui s'asphyxie.

J'ai rencontré aussi une gêne notable de la respiration, dans quelques cas où la réaction s'était faite ; mais dans ces cas, ce phénomène était toujours accompagné d'un coma profond. Le trouble des fonctions cérébrales expliquait alors cette gêne, qui était un des premiers signes de l'agonie. Du reste, il y avait entre ces deux dyspnées cette différence que, dans la première, qui était le résultat du défaut de circulation du sang, et qu'on observait avec la cyanose, l'intelligence était intacte et le malade était en proie à une grande anxiété, qu'on pouvait comparer à celle des asthmatiques ; tandis que, dans la seconde, le malade n'avait pas la conscience de son état.

Des détails que j'ai donnés, dans ce chapitre, sur la marche, les formes, la durée, les modes de terminaison et les symptômes de la maladie épidémique qui a sévi à Marseille en 1865, il résulte bien évidemment que cette maladie était le choléra asiatique dans toute sa laideur primitive. Rien n'a manqué au tableau symptomatique tracé, durant les premières invasions, par des mains plus habiles que la mienne. Tout ce que j'ai vu en 1865, je l'avais observé, à quelques nuances près, dans les autres épidémies.

Toutefois, ces nuances sont importantes à indiquer, parce qu'elles caractérisent une épidémie, qu'elles en font connaître le génie particulier, et que bien souvent elles déterminent le praticien dans sa thérapeutique.

Eh bien! il résulte des développements dans lesquels je suis entré, que le caractère dominant de l'épidémie de 1865 a été la turgescence, la fluxion de l'estomac et des voies biliaires ; ce caractère bilieux a dominé d'une manière bien évidente ; les vomissements verts si abondants et que j'ai presque toujours arrêtés par un vomitif, comme je le dirai à l'article du *traitement* ; ces selles si fréquemment jaunes, ne sont-ils pas des phénomènes qui indiquent l'état bilieux ? D'un autre côté, l'absence presque constante des crampes n'indique-t-elle pas une sorte d'inertie du système nerveux, une atteinte profonde portée à l'axe cérébro-rachidien? La fréquence de l'état typhique, comme mode de terminaison de la maladie, n'est-elle pas un caractère de même nature ?

Il résulte, pour moi, des deux ordres de faits que je viens de signaler, que les caractères spéciaux de l'épidémie de 1865 ont été : d'une part, un état bilieux des plus manifestes ; d'autre part, une tendance adynamique un peu plus accentuée que dans les épidémies antérieures.

CHAPITRE V

Pronostic.

Le pronostic, même à la période prodromique, doit avoir une certaine gravité ; car, ainsi que je l'ai dit, durant cette épidémie, comme dans les autres, j'ai vu des malades atteints d'une simple diarrhée se cholériser complètement, malgré les soins les plus éclairés, et succomber : 5 sur 52. Ce sont des faits exceptionnels, il est vrai, mais ils n'en existent pas moins ; aussi le pronostic, relativement au premier symptôme de l'influence cholérique, la diarrhée, doit-il être grave en général, ne serait-ce que pour placer les malades sous le coup d'une crainte raisonnable qui les porte à se soigner.

Ce que je viens de dire s'applique, à plus forte raison, à la cholérine, que j'ai vue dégénérer en choléra mortel 1 fois sur 18.

De même pour le choléra léger, qui est devenu mortel 1 fois sur 22.

A plus forte raison pour le choléra algide peu accentué, qui a été mortel 11 fois sur 56.

Quant au choléra algide, le pronostic doit être d'une extrême gravité : sur 122 malades, 42 seulement ont guéri ;

le danger était, en effet, des plus grands, et surtout des plus pressants pour ces malades, durant l'algidité ; on le comprend, sans qu'il soit nécessaire d'insister. Lorsqu'ils sortaient de cet état, ils avaient encore de grands dangers à traverser : les gastro-entérites consécutives, l'état typhique, les complications cérébrales, les complications cutanées, anthrax, abcès dont les plaies consécutives devenaient quelquefois une cause de nouveaux dangers, en raison de leurs tendances gangréneuses et de l'affaiblissement qu'elles déterminaient chez le malade.

Cependant, aucun de ces phénomènes n'était absolument mortel, témoin le cholérique dont j'ai rapidement indiqué l'histoire, et qui a guéri après quarante-neuf jours de maladie.

Du reste, l'ensemble des symptômes doit faire varier le pronostic d'après les règles établies pour les autres maladies.

Toutefois, il est bon d'observer que, dans quelques cas, la guérison a eu lieu malgré les symptômes les plus graves ; d'autres fois, au contraire, au moment où le malade semblait triompher des complications les plus sérieuses, il succombait en quelques heures.

Dans la grande majorité des cas, le pronostic doit donc être grave et toujours d'une excessive réserve.

Le mot *incurable*, que j'ai ajouté à celui d'*algide,* dans le degré le plus avancé de la maladie, indiquait de lui-même la nature du pronostic : en effet, les malades dont le pouls avait disparu depuis un certain nombre d'heures, qui étaient entièrement bleus, dont l'intelligence était muette, mouraient toujours. Le cholérique peut vivre sans pouls pendant vingt-quatre, même quarante-huit heures (le choléra est la seule maladie qui présente ce phénomène); mais le malade dont le pouls est resté effacé pendant si longtemps, ne peut guérir.

Il y a aussi des symptômes dont la présence ou l'absence faisaient varier le pronostic; ainsi, les symptômes les plus graves étaient : la persistance de la cyanose, le défaut de réaction ou l'insuffisance de celle-ci, le défaut de sécrétion urinaire, la dyspnée, les évacuations involontaires, la persistance de la diarrhée, le délire, et par-dessus tout le coma; je n'ai pas vu guérir un seul malade atteint de ce dernier symptôme.

En somme on peut, par la proportion des décès et des guérisons fournie par les malades de nos hôpitaux, se faire une idée générale de la gravité du pronostic.

CHAPITRE VI

Anatomie pathologique.

———

Pensant qu'un grand nombre d'observations détaillées
ne feraient que surcharger inutilement mon travail ; dési-
rant toutefois indiquer les lésions qui m'ont été révélées
par les autopsies, dans les différentes formes de choléra que
j'ai eues sous les yeux pendant l'épidémie, j'ai choisi un ou
deux cas des principaux types, dont je donnerai l'observation complète suivie de la nécropsie ; on pourra ainsi rap-
procher les altérations des symptômes, et voir quelles
sont les lésions les plus importantes qu'il a été donné d'observer à Marseille pendant l'épidémie de 1865.

Toutes les observations ont été prises, et les autopsies
faites par MM. Jaillieu, interne, et Coste, externe, dans
mon service. Je saisis avec empressement cette occasion
pour mentionner ici le nom de mes deux élèves ; je ne
saurais trop louer l'exactitude, le zèle et le dévouement
avec lesquels ils ont rempli leurs périlleuses fonctions auprès des cholériques. M. Bontan, élève stagiaire, attaché
temporairement à mon service pendant l'épidémie, a cou-
rageusement secondé ses deux condisciples.

OBSERVATION III.

Choléra algide, cyanose complète, effacement du pouls. Mort cinquante-cinq
heures après l'invasion ; autopsie le lendemain.

Le nommé Riella (Louis), journalier, Napolitain , âgé de 51 ans,
est entré à l'hôpital le 11 novembre , à huit heures du matin , dans
l'état algide le plus avancé ; faciès hippocratique, cyanose du visage,
des mains , des pieds ; peau sans élasticité, froide partout, surtout
au nez et aux pieds ; pas de vomissements depuis le milieu de la nuit,
diarrhée crème de riz ; pas d'urine ; voix cassée ; pouls tout à fait
insensible , battements du cœur très-faibles. Le malade ne demande
qu'à boire , il s'était gorgé d'eau froide toute la nuit ; il répond parfaitement aux questions, et déclare vrais les renseignements qui m'ont
été donnés par les amis qui l'ont accompagné à l'hôpital, et surtout
par un de ses compagnons de voyage , qui, atteint d'une forte cholérine , vient d'être couché à côté de lui.

Ces deux malades sont partis de Naples, où *régnait le choléra* ,
dimanche dernier 5 novembre, sur le bateau *le Prince-Napoléon*, de
la Cᵉ Valéry; ils sont arrivés, sans toucher nulle part, le mardi 7 novembre, à Marseille. Le bateau a été retenu au Frioul pendant trois
jours; le vendredi 10 novembre à midi, il a eu son entrée, et les 56
passagers qui étaient à bord ont été débarqués, juste cinq jours après
le départ de Naples. Nos deux malades se rendirent dans une auberge
voisine du port, pour y passer la nuit. Celui qui est atteint de cholérine dit qu'il avait la diarrhée depuis samedi dernier 4 novembre,
veille de son départ de Naples , qu'il en avait été très-fatigué pendant
toute la traversée , tandis que son camarade était parfaitement bien ,
même la veille au moment de leur débarquement ; mais que, vers les
cinq heures du soir , ce dernier, qui n'avait jamais eu de diarrhée
pendant la traversée , fut pris de malaise , de vertiges et de diarrhée ;
que dans la nuit il avait eu des vomissements, que vers les quatre
heures du matin il s'était complètement refroidi, et que, se voyant
tous les deux bien malades , ils venaient de se faire transporter à
l'hôpital. — Potion à l'acétate d'ammoniaque, sirop d'éther, sina-

pismes, cruchons d'eau chaude, couvertures de laine : tels furent les moyens immédiatement employés pour lui. A 4 heures de l'après-midi , je vis de nouveau le malade ; son pouls n'avait pas reparu. Soif des plus vives, pas de crampes , dyspnée. Bains de vapeur, sinapismes.

Le 12 novembre, la peau a une certaine tiédeur, la cyanose est un peu moins prononcée ; pas de pouls, pas de vomissements, plus de selles depuis quatre heures du matin ; dans la nuit elles avaient été liquides et rougeâtres ; ventre souple, sans gargouillements et sans douleurs; pas d'urine; intelligence parfaite. Le malade et son compagnon de route me répètent, sur ma demande, exactement ce qu'ils m'ont raconté hier.

Suspendre la potion ammoniacale; sirop d'éther, une cuillerée toutes les deux heures ; infusion de menthe aiguisée de rhum ; sinapismes, deux bains de vapeur. Dans la journée, la dyspnée augmente, asphyxie. Mort à minuit.

Neuf heures après la mort, l'air ambiant étant à 12° 1/2 centigrades, le thermomètre appliqué à la plante des pieds du cadavre donne 11°, à l'extrémité du nez 12° 3/4, au bout de la langue 15° 1/2, au pli de l'aine 18°, dans le creux des aisselles 20°.

Le cadavre, au toucher, donne une véritable sensation de chaleur sur la poitrine et sur le ventre.

Au moment de l'autopsie, l'arrière-bouche fournit 19° 1/2, le médiastin antérieur 21° 1/2; l'intérieur du ventricule gauche du cœur, qui contient un peu de sang noir avec de petits caillots mous, donne 25°; le ventricule droit, qui contient du sang ressemblant au raisiné, 22° 1/3.

Les poumons sont rosés, crépitants, excepté en arrière où ils sont gorgés de sang.

L'estomac est distendu par des gaz, il contient quelques mucosités filantes; sa membrane muqueuse est d'un rouge tendre, épaissie et légèrement ramollie.

L'intestin grêle contient un liquide blanchâtre et filant, neuf lombrics volumineux et un grand nombre d'une dimension moindre. La membrane muqueuse est d'un rouge vif; elle a sa consistance normale; elle présente à deux centimètres de la valvule iléo-cœcale une plaque de Peyer qui contraste par sa blancheur avec la couleur de l'intestin, qui à cette hauteur est d'un rouge brun; point de follicules isolés apparents.

Le gros intestin contient une quantité notable de matière liquide d'un rouge foncé, c'est-à-dire du sang altéré semblable à celui que le malade avait rendu par les selles; la membrane muqueuse est d'un rouge foncé.

Les ganglions mésentériques sont légèrement hypertrophiés.

Le foie est gorgé de sang, la vésicule biliaire remplie de bile très-verte.

La rate, qui laisse couler beaucoup de sang, mesure 15 centimètres et demi d'un côté à l'autre, et 13 centimètres de haut en bas.

La vessie est tellement rétractée qu'on dirait un utérus entièrement vide.

Les veines et les artères contiennent beaucoup de sang; celui des premières est noir, cailleboté; celui des secondes moins foncé en couleur et liquide.

Cette observation offre le plus grand intérêt, surtout à cause de la provenance de la maladie et de la durée de l'incubation. Il résulte, en effet, des détails qui précèdent, que Riella n'a présenté les premières manifestations cholériques que le sixième jour après avoir quitté Naples; l'incubation aurait donc été de six jours au moins, car il est impossible d'admettre que cet homme ait contracté le choléra au bout de cinq heures de séjour à Marseille, où la maladie s'éteignait.

Ce fait offre aussi de l'intérêt au point de vue de l'anatomie pathologique: l'état des organes démontre une vive fluxion sur les viscères abdominaux; le volume de la rate est surtout digne de fixer l'attention, car cet organe, qui dans l'état normal présente à peu près 0^m,125 de longueur, 0^m,082 de largeur et 0^m,052 d'épaisseur, a 5 centimètres de plus dans un sens et 5 de plus dans un autre.

Je m'occuperai des conclusions à tirer de ces détails d'anatomie pathologique, dans les réflexions dont je ferai suivre l'exposé des faits. Je me contenterai de faire observer, dès ce moment, que les lésions sont en rapport avec la brièveté de la maladie, dont la durée n'a été que de cinquante-cinq heures ; les organes de l'abdomen ne présentent, en effet, qu'une forte hyperémie.

OBSERVATION IV.

Choléra algide. Mort rapide ; autopsie vingt-quatre heures après.

Le nommé Joseph Rollando, Italien, journalier, âgé de 26 ans, est entré à l'hôpital le 15 octobre dans la soirée.

Faciès cholérique, nez froid, langue froide, peau froide sur toute la surface du corps et sans élasticité, cyanose de la face et des membres; le pouls se sent à peine ; voix cassée, quelques vomissements dans la journée, diarrhée riziforme. Le malade accuse de la diarrhée depuis la veille seulement, et des vomissements depuis le matin; il ne se sent très-malade que depuis le milieu du jour. — Cruchons d'eau chaude autour du corps, couverture de laine, sinapismes promenés sur les membres; potion composée de valérianate de zinc 40 centigrammes dans 100 grammes de looch : à prendre une cuillerée à bouche chaque quart d'heure; infusion de menthe, telles furent les prescriptions.

L'emploi du valérianate de zinc à cette dose m'avait été vivement recommandé dans la période algide du choléra, comme un puissant moyen d'action, par M. le Dr Ourgaud (de Pamiers), et j'étais bien aise de juger dans un cas très-grave la valeur de cette médication.

Le 16, effacement complet du pouls; plus de vomissements, peu de diarrhée, pas d'urine depuis la veille à midi. — Même potion, le malade en est à la seconde.

Vers le soir, aux symptômes précédents vient s'ajouter une dyspnée manifeste; l'asphyxie commence. — Une troisième potion est prise et achevée dans la nuit.

Le malade meurt le 17, vers le matin.

A l'autopsie : Estomac à l'état normal; membrane muqueuse de l'intestin grêle très-injectée dans toute son étendue, belles arborisations; celle du gros intestin est dans le même état; les follicules intestinaux ne sont pas apparents; forte hyperémie de la rate; vessie rétractée; poumons hyperémiés; le sang qui s'écoule des vaisseaux veineux ressemble à de la gelée de groseille.

Au point de vue de l'anatomie pathologique, mêmes réflexions que pour l'observation précédente; la maladie a été courte; hyperémie simple de tous les organes qui ont présenté des troubles fonctionnels.

Au point de vue thérapeutique, aucun effet appréciable du valérianate de zinc sur le système nerveux.

OBSERVATION V.

Tubercules pulmonaires; choléra algide. Mort au bout de six jours; autopsie vingt-quatre heures après.

Dans la salle Moulaud se trouvait un homme de 36 ans, journalier, qui y était entré pour se faire soigner d'une forte diarrhée. Reçu le 18 septembre, il était tout à fait bien depuis plusieurs jours et se disposait à sortir, lorsque le 6 octobre, après le repas du soir, il fut pris de vomissements et de diarrhée; vers minuit arriva l'état algide, et il succomba à huit heures du matin pendant ma visite.

Tout à côté de son lit se trouvait le nommé Harol, qui était dans la salle depuis le 30 août 1864. Cet homme, atteint de tubercules pulmonaires au troisième degré, n'avait pas eu de diarrhée durant tout l'été. Dans la journée du 7 octobre, jour de la mort de son voisin, il fut pris d'un fort dévoiement dont il ne parla à personne, pensant que, vu son état de constipation habituelle, la tendance contraire ne pouvait que lui être salutaire. Le 8, à ma visite du matin, je trouvai Harol sous le coup d'un choléra manifeste; au milieu du jour l'algidité fut complète. — Sinapismes, cruchons d'eau chaude tout le long du corps, couvertures de laine, infusion de menthe, telles furent les premières prescriptions.

Le 9, la réaction se faisait mal; pouls petit, 72 pulsations; quelques nausées, un ou deux vomissements depuis la veille, diarrhée abondante et riziforme. — 4 grammes sous-nitrate de bismuth en quatre fois; quatre pilules de 25 milligrammes extrait d'opium chaque, toutes les quatre heures; infusion de menthe, quelques cuillerées de bouillon; mêmes stimulants cutanés.

Le 10, le 11 et le 12, le malade éprouva une amélioration notable, le pouls se releva, la chaleur de la peau devint presque normale, les vomissements cessèrent, la diarrhée fut moindre. — Mêmes prescriptions, sauf les irritants cutanés.

Le 13, la diarrhée reparut avec la même intensité que les premiers jours, la peau se refroidit de nouveau, le pouls s'affaiblit et s'effaça. — 4 grammes diascordium.

Mort le 14 octobre dans la journée.

A l'autopsie : Plusieurs cavernes au sommet de chaque poumon, tubercules crus de différente grosseur dans presque toute l'étendue de ces organes.

Estomac à l'état normal; l'intestin grêle contient un liquide grisâtre; la membrane muqueuse présente une rougeur prononcée avec de nombreuses arborisations; le gros intestin se trouve dans les mêmes conditions; ganglions mésentériques hypertrophiés, mais non tuberculeux.

Foie et rate à l'état normal.

Vessie pleine d'urine.

Le fait le plus remarquable qui se rattache à cette observation, est l'invasion de la maladie, chez Harol, quelques heures après la mort de son voisin de lit. On verra, par les détails que je donnerai dans le chapitre consacré à la nature du choléra , que le cholérique mort si rapidement à côté de Harol lui avait communiqué son mal, et aurait peut-être, sans les mesures de séquestration que je pris alors, infecté la salle entière.

OBSERVATION VI.

Cholérine; choléra confirmé après l'administration de 30 grammes huile de ricin. Mort cinq jours après ; autopsie le lendemain.

Le nommé Pierre Gourie, âgé de 40 ans, marin, est entré à l'hôpital le 22 octobre, pour se faire soigner des suites d'une cholérine qui avait été traitée en ville.

Gourie était sans appétit, il avait quelques nausées; la diarrhée avait cessé depuis deux jours, la langue était saburrale. — Je prescrivis 1^{gr},50 d'ipécacuanha en poudre ; l'administration du médicament fut suivie de vomissements bilieux.

Les jours suivants, le malade n'avait plus de nausées, l'appétit commençait à se faire sentir, de légers potages étaient digérés ; mais une constipation opiniâtre, accompagnée de coliques, avait succédé à la diarrhée ; d'ailleurs, pas de fièvre et bon sommeil. Cette constipation fut combattue, jusqu'au 25 octobre, par le régime, des boissons émollientes, des lavements laxatifs, des cataplasmes émollients sur le ventre, moyens qui ne furent suivis d'aucun résultat. Le malade réclamait un purgatif depuis plusieurs jours. Le 25 octobre, je me décidai à lui accorder 50 grammes d'huile de ricin. Ce laxatif fut suivi de cinq ou six selles, et le malade se trouva soulagé.

Le 26 octobre, après avoir pris une très-légère alimentation, Gourie fut atteint d'une forte diarrhée, de vomissements et de refroidissement de la peau.

Le 27, face hippocratique, voix cassée, cyanose du visage et des

extrémités ; froid du nez, des joues, de la langue et de toute la surface du corps; pouls filiforme, à **72** pulsations; vomissements fréquents
composés des liquides ingérés, diarrhée séreuse, jaunâtre; crampes légères aux mollets.—Infusion de menthe, une cuillerée sirop d'éther
toutes les heures, 25 milligrammes extrait d'opium toutes les quatre
heures, cruchons d'eau chaude le long du corps, sinapismes.

Le 28, réaction peu prononcée ; les vomissements persistent, la
diarrhée est moindre, le malade rend très-peu d'urine.—Opium aux
mêmes doses, potion avec 6 grammes extrait sec de quinquina, bouillon
glacé par cuillerée, large vésicatoire à l'épigastre.

Le 29, les vomissements ont cessé ; diarrhée insignifiante, la réaction toutefois ne se fait pas franchement.

Dans l'après-midi, la peau tend de nouveau à se refroidir et à se
cyanoser; le pouls faiblit, intelligence parfaite, pas d'assoupissement.
— Mêmes prescriptions.

Mort le 30, vers le matin, dans un véritable état d'adynamie.

À l'autopsie : L'estomac rétracté contient un peu de liquide grisâtre
et des mucosités ; sa membrane est d'un rouge clair résultant de l'in-
jection du tissu sous-muqueux ; l'intestin grêle contient un liquide
séro-muqueux jaunâtre, sa membrane muqueuse est le siége de
nombreuses arborisations et d'une rougeur prononcée ; les follicules
de Brunner hypertrophiés se présentent sous l'aspect de nombreuses
granulations miliaires blanchâtres ; cinq plaques de Peyer font une
saillie marquée au-dessus de la membrane muqueuse, trois d'entre
elles ont 4 centimètres de long sur 2 de large ; le gros intestin est
très-injecté.

Ganglions mésentériques hypertrophiés, un peu ramollis.

Rate et foie à l'état normal.

La vessie contient peu d'urine.

Ce qui ressort de plus saillant de cette observation , est
l'invasion du choléra chez Gourie, à la suite de l'administration du purgatif. Dans le chapitre du traitement, je
donnerai mon opinion motivée sur l'influence fâcheuse de

quelques purgatifs durant les épidémies de choléra, et sur les mauvais résultats de ces médicaments chez les malades en général.

L'autopsie mérite une attention toute particulière, en raison de la multiplicité, de la nature et du degré avancé des lésions trouvées dans le tube digestif. Je m'occuperai de l'interprétation qu'il convient de leur donner, dans les considérations générales qui termineront ce chapitre ; qu'il me suffise pour le moment de faire observer que la maladie de Gourie s'était prolongée beaucoup plus longtemps que chez les malades qui ont fait le sujet des observations précédentes.

OBSERVATION VII.

Choléra algide peu accentué, amélioration ; pneumonie double. Mort le sixième jour de la maladie ; autopsie vingt-quatre heures après.

Le nommé Blaise, âgé de 27 ans, journalier, est entré à l'hôpital le 29 septembre ; il avait de la diarrhée depuis la veille et avait été pris de vomissements dans la journée.

Yeux excavés, voix cassée, refroidissement de la peau, pouls petit et fréquent, légères crampes aux mollets, sentiment de défaillance, nausées fréquentes, diarrhée séreuse jaunâtre abondante, tels étaient les symptômes. — Potion au sulfate de cuivre, 5 centigrammes sur 120 grammes d'eau distillée, à prendre par cuillerée à bouche toutes les heures, telle fut la prescription que je fis au malade, après avoir eu avec M. le Dr Lisle, médecin en chef de l'asile Saint-Pierre, une conversation sur les heureux effets qu'il m'assura avoir retirés de l'emploi du sulfate de cuivre dans le traitement du choléra grave. Deux potions furent prises.

Le 1er octobre, le malade se trouvait mieux, un peu de bouillon était supporté, la diarrhée avait diminué ; cependant je m'aperçus que, malgré cette amélioration, Blaise avait de la dyspnée et un peu de toux. L'auscultation me révéla, au sommet du poumon gauche en arrière, une pneumonie au premier degré, et à droite en arrière aussi une pleuro-pneumonie du lobe inférieur. Il y avait eu quelques crachats rouillés. La peau était presque froide ; 72 pulsations ; un peu de diarrhée.—Large vésicatoire à droite et en arrière, bouillon, tisane de polygala, potion avec 6 grammes extrait sec de quinquina.

Le 2 et le 3 octobre, expectoration brunâtre, dyspnée plus forte, adynamie prononcée, sans coma. — Mort le 4, dans la journée.

A l'autopsie : Hépatisation rouge et engouement du lobe supérieur du poumon gauche ; léger épanchement de sérosité et quelques fausses membranes dans la plèvre droite en bas et en arrière; hépatisation grise, infiltration purulente du lobe inférieur droit.

Rien dans l'estomac ; rougeur légère de la membrane muqueuse intestinale, nombreuses granulations miliaires blanchâtres.

Hypertrophie des ganglions mésentériques.

Rate infiltrée de pus. Vessie pleine d'urine.

Il n'est pas douteux qu'à son entrée à l'hôpital ce malade avait un choléra des mieux caractérisés, et que l'inflammation pulmonaire ne s'est développée qu'après. Eh bien ! la rapidité avec laquelle la pneumonie est arrivée au troisième degré, est digne de fixer l'attention; cette disposition à la purulence, révélée d'un autre côté par l'état de la rate, ne peut s'expliquer que par l'adynamie dans laquelle l'influence cholérique avait jeté le malade.

Il faut noter aussi, dans ce cas, l'existence de la psorentérie.

OBSERVATION VIII.

Choléra léger, état typhique, coma profond. Mort le huitième jour de la
maladie ; autopsie vingt-quatre heures après.

Le nommé Gianoglio, âgé de 15 ans, Italien, est entré à l'hôpital le 29 octobre ; il avait la diarrhée depuis deux jours et avait été pris de vomissements dans la journée.

Le 30, les symptômes s'étaient amendés, il ne restait qu'un peu de dévoiement. Pas de fièvre, pouls bon, chaleur normale ; il semblait que ce malade, légèrement atteint, entrait en convalescence. — 2 grammes sous-nitrate de bismuth, bouillons.

Le 1er novembre, tendance à l'assoupissement, quelques nausées, persistance de la diarrhée, pas de fièvre. — 1 gramme poudre d'ipécacuanha, à prendre en deux prises à dix minutes l'une de l'autre. Cette substance amena des vomissements abondants verdâtres ; il y eut moins de diarrhée dans la journée.

Le 2 novembre, assoupissement, inquiétude, plaintes et gémissements, pouls à 72 pulsations, sans chaleur à la peau ; plus de diarrhée. —Vésicatoire à l'épigastre, dix prises de calomel de 5 centigrammes chacune.

Le 3, coma véritable, chaleur fébrile légère, 90 pulsations.

Potion gommeuse avec 50 centigrammes camphre et 4 grammes extrait sec de quinquina ; frictions sur la tête, préalablement rasée, avec une pommade composée de 4 grammes axonge, autant de tartre stibié et 50 centigrammes huile de croton tiglium.

Le 4, le coma est de plus en plus profond, rétention d'urine. Les pustules commencent à paraître sur le cuir chevelu. — Mêmes prescriptions, bouillons, cathétérisme.

Le 5, malgré l'éruption confluente qui fut le résultat des frictions, le coma ne fut nullement modifié, le pouls s'affaiblit, et l'agonie commença. — Mort dans la journée.

Autopsie : Méninges fortement gorgées de sang, pie-mère surtout très-injectée ; substance blanche du cerveau offrant partout un pointillé rouge, un peu de sérosité limpide dans les ventricules.

Estomac ayant sa capacité ordinaire ; rougeur prononcée du grand cul-de-sac, un peu de liquide verdâtre ; l'intestin grêle contient un liquide de même couleur ; la membrane muqueuse est épaissie, un peu ramollie et d'une teinte rosée ; celle du gros intestin est rouge et ramollie.

Le foie et la rate sont à l'état normal. La vessie est pleine d'urine.

Dans ce cas, la maladie s'était manifestée à un degré

bien peu intense; cependant ces symptômes graves, qu'on observe ordinairement dans le cours de la réaction , se développèrent peu à peu, en l'absence de tout mouvement fébrile, ce qui prouve que l'état typhique est une conséquence de l'état général et non le résultat de la réaction.

Le cerveau et ses enveloppes étaient le siége d'une forte hyperémie, altération qui s'est développée graduellement sans doute, et qui explique le trouble fonctionnel de l'organe, mais qui , à mon avis, ne saurait expliquer la mort, vu l'absence complète de toute trace de phlegmasie ou d'épanchement.

OBSERVATION IX.

Arthrite rhumatismale avec épanchement considérable dans le genou droit, amélioration; choléra algide, état typhique. Mort le septième jour; autopsie le lendemain.

Le nommé Francia (Jean), âgé de 52 ans, Italien , pâtissier, d'une constitution robuste, est entré à l'Hôtel-Dieu dans la salle Moulaud, le 10 octobre, pour s'y faire soigner d'une arthrite du genou droit, avec fièvre. Sous l'influence de deux applications de sangsues (vingt chaque fois) et de frictions mercurielles belladonées , une diminution notable dans les dimensions du genou et dans les douleurs s'était produite au bout de deux jours, lorsque, le 12 , je trouvai le malade défait, les yeux excavés, la voix cassée, faisant des efforts pour vomir, et allant à chaque instant à la selle depuis quelques heures; la peau se refroidissait et le pouls devenait filiforme. — Ipécacuanha en poudre 1^{gr},50 en trois prises ; cruchons d'eau chaude le long du corps; infusion de menthe.

Le soir, l'algidité étant complète, les nausées persistant malgré les évacuations bilieuses qui avaient suivi l'administration de l'ipécacuanha, une diarrhée séreuse jaunâtre continuant, je prescrivis : petits fragments de glace pour toute boisson ; 2 grammes sous-nitrate de bismuth; lavement de ratanhia avec 4 grammes extrait et 20 gout.

laudanum de Sydenham à faire passer en deux fois ; réchauffer le malade au moyen de l'eau chaude ; sinapismes répétés.

Le 13, la chaleur s'est rétablie, le pouls est fébrile, à 90 pulsations ; les nausées et la diarrhée continuent avec les mêmes caractères ; le malade rend quelques gouttes d'urine. — 6 grammes sous-nitrate de bismuth en trois fois ; mêmes lavements ; fragments de glace pour toute boisson.

Le 14, tendance à l'assoupissement ; pouls plein, 96 pulsations ; peau chaude, face un peu injectée, conjonctive rouge ; plus de nausées, diarrhée très-légère ; le genou malade est presqu'à l'état normal. Francia me dit qu'il n'en souffre plus, il ne se plaint de rien.—Saignée du bras de 300 gram.; tisane d'orge gommée; 50 centigrammes calomel en dix prises ; diète.

Le 15, le sang de la saignée était très-couenneux, comme il doit être chez un rhumatisant.

L'assoupissement augmente ; rêvasseries, pouls moins développé, face toujours injectée, quelques selles. — Douze sangsues derrière les oreilles, calomel.

Le 16, assoupissement profond ; pupilles normales , face peu injectée , prostration profonde, plaintes et gémissements ; 90 pulsations, modérées; peau moins chaude.—Vésicatoire sur le cuir chevelu, la tête ayant été préalablement rasée ; calomel ; potion à l'extrait de quinquina et au camphre ; bouillons.

Les 17 et 18 octobre, plus de selles, malgré le calomel et les lavements; coma profond ; tendance marquée au refroidissement ; émission involontaire des urines ; un peu de dyspnée. — Mêmes prescriptions. Sinapismes.

Ces symptômes s'aggravent le 19, et le malade meurt dans la journée.

Autopsie : L'articulation du genou droit contient un peu de liquide séreux ; le point correspondant à la rotule est rouge et rugueux ; les ligaments sont rougeâtres.

Le foie et la rate sont très-fermes, avec leurs dimensions normales. Rien dans l'estomac ; l'intestin grêle et le gros intestin contiennent un liquide verdâtre, leur membrane muqueuse est injectée ; nombreuses et belles arborisations.

Les méninges sont injectées ; infiltration sous-arachnoïdienne ; le cerveau a sa consistance habituelle ; la substance grise est un peu jaunâtre, la blanche donne à la coupe de nombreuses gouttelettes de sang ; peu de sérosité dans les ventricules.

Quelques adhérences anciennes autour du poumon gauche.

Cette observation est intéressante à trois points de vue :

1° La succession du choléra au rhumatisme, probablement par transmission ; car Francia est un des malades attaqués dans la salle Moulaud en même temps que Harol (voyez l'observation v); puis la guérison rapide de l'épanchement articulaire.

2° L'insuccès complet des évacuations sanguines dans le coma cholérique et l'état typhique, malgré la réaction et la force du pouls. J'insisterai sur ce point de thérapeutique, dans le chapitre du traitement.

3° Le peu d'importance des altérations trouvées, soit dans le tube digestif, soit dans le cerveau, à côté de la gravité des troubles fonctionnels et de l'issue de la maladie.

OBSERVATION X.

Choléra algide, état typhique. Mort le huitième jour; autopsie le lendemain.

Le nommé Galgani Carlo, âgé de 25 ans, journalier, natif d'Italie, a été pris d'une forte diarrhée dans la journée du 26 octobre. Son état s'étant beaucoup aggravé, le malade a été transporté à l'Hôtel-Dieu, à une heure avancée de la soirée.

Le 27, à ma visite du matin, le malade est dans un état d'algidité très-avancé : pouls filiforme, peau froide, cyanosée ; nez froid, langue froide, voix cassée, quelques vomissements ; diarrhée riziforme ; pas d'urine.—Potion à l'acétate d'ammoniaque, sirop d'éther, sinapismes, cruchons d'eau chaude autour du corps.

Le 28, la réaction s'est faite, elle est modérée ; plus de vomissements ; la diarrhée est jaunâtre. — Bouillons et infusion de menthe.

Le 29, depuis la veille, le malade a rendu un peu d'urine ; peau chaude, pouls dépressible, à 84 pulsations ; prostration, assoupissement, un peu de diarrhée. — Bouillons, potion à 6 grammes extrait sec de quinquina et 50 centigrammes camphre ; infusion de café.

Le 30 et le 31 octobre, coma profond, pupille normale, conjonctive injectée ; même pouls, même diarrhée.

Le 50, la tête a été rasée et frictionnée avec la pommade suivante : tartre stibié et axonge 4 grammes ; huile de croton tiglium 1 gram. —Mêmes prescriptions que la veille, sinapismes sur les membres inférieurs.

Le 1er novembre, même état ; éruption pustuleuse confluente sur le cuir chevelu.

Le 2, faiblesse extrême du pouls, coma des plus profonds. Mort dans la journée.

Autopsie : Estomac à l'état normal ; la membrane muqueuse de l'intestin grêle et du gros intestin est rouge, épaissie, et se déchire facilement ; ganglions mésentériques engorgés, ayant leur consistance habituelle.

Foie et rate à l'état normal ; la vésicule biliaire contient beaucoup de bile d'un beau vert.

Méninges injectées, la pie-mère surtout ; substance blanche du cerveau avec sa consistance normale, donnant de nombreuses gouttelettes de sang à la section ; une cuillerée environ de sérosité trouble dans les ventricules.

Ce n'est pas non plus, ainsi que je l'ai déjà fait remarquer pour un autre malade, à la violence de la réaction qu'on peut attribuer l'état typhique dans ce cas, car cette dernière a été d'une modération extrême, et tout, dans ce moment-là, pouvait faire espérer une prompte guérison.

On remarquera aussi le degré peu avancé des altérations cérébrales et les lésions du tube digestif, qui sont tout simplement celles d'une entérite aiguë ordinaire, *sans aucun développement des follicules, soit isolés, soit agminés.* Le malade est cependant mort le huitième jour après l'invasion cholérique ; le degré des lésions intestinales était en rapport avec la durée de la maladie ; un état phlegmasique avait eu le temps de se développer, mais il n'y avait aucune altération spéciale. Je m'occuperai de nouveau de ce point d'anatomie pathologique, dans les développements qui suivront les observations.

OBSERVATION XI.

Choléra algide peu accentué, état typhique. Mort le sixième jour ; autopsie vingt-quatre heures après.

Le nommé Royan (Louis), âgé de 20 ans, journalier, est entré à l'hôpital le 7 novembre ; il nous dit que l'avant-veille il avait mangé, sur l'arbre, une certaine quantité de figues, et que le lendemain il avait été pris de diarrhée ; il avait eu aussi quelques vomissements verdâtres.

Le 7, à son entrée à l'hôpital, la voix était faible, les yeux étaient excavés ; il y avait un commencement de cyanose vers les extrémités, la peau se refroidissait ; le pouls était petit, fréquent ; la diarrhée persistait. — Ipécacuanha 1gr,50 en trois prises ; infusion de menthe, couvertures de laine, cruchons d'eau chaude autour du corps.

Le 8, le pouls s'est relevé à 76 pulsations ; chaleur modérée, encore quelques vomissements verdâtres ; diarrhée d'un jaune grisâtre, avec quelques flocons blancs. L'ipécacuanha avait été suivi de nombreux vomissements verdâtres. — Un fragment de glace à prendre de temps en temps ; toutes les deux heures une prise de calomel de 10 centigrammes.

Le 9, le malade a pris cinq doses de calomel, les vomissements ont cessé; diarrhée verte peu abondante, pouls de 76 à 80 pulsations. Chaleur modérée de la peau; un peu d'urine de temps à autre; un léger degré d'assoupissement.—Vésicatoire à l'épigastre, riz gommé, bouillons, sinapismes sur les membres inférieurs, calomel.

Le 10, augmentation notable de l'assoupissement; pupilles normales, pas de céphalalgie; le pouls tend à s'affaiblir; quelques selles vertes. — Bouillons, potion avec extrait de quinquina et camphre, sinapismes.

Le 11 et le 12, coma profond; le malade ne répond plus aux questions, bien qu'il se retourne dans son lit; paupières contractées, cornées ternes; émission involontaire des selles et des urines. — Mêmes prescriptions.

Mort le 13 novembre.

Autopsie : L'estomac est rétracté, il contient un peu de liquide verdâtre; sa membrane muqueuse est rouge, épaissie et ramollie; le gros intestin contient des matières vertes épaisses; la membrane muqueuse intestinale est rouge partout, particulièrement dans le colon, où elle est épaissie, et se déchire facilement sur plusieurs points; elle présente, tant dans l'intestin grêle que dans le gros intestin, un grand nombre de petites granulations miliaires blanchâtres.

Les ganglions mésentériques sont hypertrophiés.

Le foie est atrophié et très-dur, la vésicule est pleine de bile d'un jaune foncé.

La rate a 12 centimètres et demi d'un côté à l'autre, et 18 centimètres de haut en bas; elle est gorgée de sang.

Poumons fortement engoués.

Les membranes du cerveau sont très-injectées; la pie-mère est rouge, épaissie; la substance blanche du cerveau offre un pointillé très-prononcé; très-peu de sérosité dans les ventricules.

Cette observation offre plusieurs points à considérer : d'abord elle démontre, une fois de plus, que l'état typhique ne tient pas à la violence de la réaction, et que sa cause, ainsi que je l'ai dit, ne doit pas non plus être cherchée dans l'abus des stimulants et de l'opium, car Royan n'en avait point pris; ensuite elle prouve que la psorentérie n'est pas une lésion propre au choléra, même à une période avancée de la maladie, puisque, d'une part, dans plusieurs cas elle n'existait pas, et que d'autre part on l'a rencontrée dans les choléras à marche rapide; ce n'est donc pas par le fait de l'évolution de la maladie, que les follicules intestinaux s'hypertrophient et deviennent apparents.

Cette observation démontre cependant que si, à la suite des choléras rapidement suivis de mort, on ne trouve qu'un état d'hyperémie du tube digestif, après ceux dont la durée a été plus longue, une véritable phlegmasie se développe; dans le choléra, comme dans toute maladie, l'intensité des lésions est en rapport avec la durée du mal.

OBSERVATION XII.

Choléra algide peu accentué. Guérison au bout de dix jours. Mort des suites d'une tuberculisation ancienne; autopsie vingt-six heures après.

Le nommé Donney (Jean), âgé de 50 ans, marin, est entré à l'hôpital le 20 octobre. Face grippée, nez froid, langue encore chaude, peau froide partout; légère cyanose aux mains et aux pieds; pouls petit et fréquent, voix cassée; forte diarrhée grisâtre, sans coliques, depuis plusieurs jours quelques vomissements : tels étaient les symptômes. — Du thé chaud, des sinapismes, des cruchons d'eau chaude dans le lit, amenèrent la réaction.

Le 21, peau chaude, un peu de fièvre; diarrhée aussi forte que la veille. Cet homme, qui était très-maigre, avait de la toux; l'auscultation me fit reconnaître une tuberculisation avancée du poumon gauche.—4 grammes sous-nitrate de bismuth en quatre prises, lavements d'extrait de ratanhia fortement laudanisés, bouillons.

Au bout de quelques jours de ce traitement, l'appétit avait reparu et la diarrhée s'était beaucoup amoindrie. — Mêmes prescriptions, ali-

6

mentation légère. Ce ne fut que vers les premiers jours de novembre que la diarrhée cholérique disparut entièrement.

La maladie sembla hâter la marche fatale de l'affection tuberculeuse; une pneunomie intercurrente survint à droite, et le malade succomba le 15 novembre.

Autopsie : Adhérence complète des deux poumons aux côtes, résultat d'anciennes pleurésies ; trois petites cavernes au sommet du poumon gauche, qui était criblé de tubercules; hépatisation rouge du lobe inférieur du poumon droit.

Le tube digestif était dans la plus parfaite intégrité. Légère hypertrophie de quelques ganglions mésentériques.

Le sujet de cette observation avait été atteint d'un choléra qui avait fortement attaqué l'intestin. Tout symptôme cholérique ayant cessé depuis quinze jours à peine, il était bon de voir si la membrane muqueuse gastro-intestinale présentait quelques traces de la maladie ; il n'en était rien. A ce point de vue négatif, ce fait offre un certain intérêt.

Je dois faire remarquer que dans toutes les observations que je viens de donner, les organes dont l'état n'est pas indiqué ne présentaient pas d'altérations appréciables; il en est ainsi des reins, du pancréas des ganglions semilunaires.

D'après les recherches faites par MM. Nonat, Serres et Cazalas, recherches insérées dans le *Moniteur des hôpitaux* de mars et avril 1853; d'après la communication plus récente faite par M. Serres à l'Académie des sciences, le 30 octobre dernier, la lésion essentielle, caractéristique du choléra, serait l'hypertrophie des glandes de Brunner, qui apparaissent sous la forme de granulations miliaires blanchâtres et de pustules. Dans la fièvre typhoïde, comme tout le monde le sait, ce sont les follicules agminés ou plaques de Peyer qui sont frappés ; dans le choléra, ce seraient les follicules isolés. Il n'est pas douteux que si, après cette maladie, on rencontrait constamment la psorentérie, comme on rencontre l'altération des plaques de Peyer à la suite de la fièvre typhoïde, on pourrait dire que l'éruption psorentérique constitue la lésion pathognomonique, caractéristique du choléra ; mais il n'en est rien : en effet, les observateurs avaient avant moi signalé l'absence fréquente des granulations dans les autopsies des cholériques. On a vu, par les observations qui précèdent, que la psorentérie a manqué six fois sur neuf, et d'après toutes les autopsies faites sous mes yeux, elle n'aurait été rencontrée que trois fois sur quatorze. Singulière coïncidence ! les plaques de Peyer ou follicules agminés étaient au contraire proéminents quatre fois sur quatorze, une fois de plus que les follicules de Brunner. Pourrait-on dire que l'engorgement des glandes de Brunner ne se montre qu'à une époque avancée du choléra ; qu'il est l'expression anatomique la plus complète de la maladie ; et que c'est par cette raison que quelquefois on ne rencontre pas cette altération, à cause de la rapidité de la mort ? Je ne le pense pas, car j'ai vu la psorentérie chez des sujets morts après cinq jours de maladie, tandis qu'elle a manqué chez des cholériques qui ont vécu jusqu'au dixième jour après l'invasion. Je dois dire aussi que cette lésion a été notée dans des cas différents, sous le rapport du type et de l'intensité. Je crois donc qu'il faut se contenter de signaler l'hypertrophie des glandes de Brunner comme possible dans le choléra, mais qu'il serait contraire à l'observation rigoureuse de lui donner, au point de vue des troubles intestinaux, une importance qu'elle ne peut avoir, puisque ces troubles avaient existé avec une grande intensité, dans plusieurs cas où les granulations n'ont pas été rencontrées.

D'un autre côté, M. le Dr Barbier, d'après un article inséré dans le *Courrier médical* du 25 novembre dernier, serait porté à attribuer à la rate le rôle que M. Serres fait jouer aux follicules intestinaux, dans la pathogénie du choléra. Cet organe, il est vrai, peut, dans cette maladie, être le siége d'altérations qui méritent d'être notées ; toutefois, je dirai de la rate ce que je viens de dire des follicules intestinaux : c'est que, d'une part ses lésions n'étant pas constantes, d'autre part les altérations n'étant pas toujours de même nature, on ne peut les considérer comme caractéristiques du choléra. Il ne faut donc pas leur attribuer un rôle semblable à celui que joue dans les fièvres intermittentes l'hypertrophie de la rate. En effet, d'après mes recherches, huit fois sur quatorze cet organe était à l'état normal ; une fois il était infiltré de pus (voir l'observation VII) ; une fois son tissu était plus dur que de coutume ; deux fois il y avait hypertrophie simple, deux fois atrophie.

On a pu voir aussi, par les observations qui précèdent, que les glandes de Peyer et les ganglions mésentériques sont quelquefois engorgés ; c'est que, dans le choléra, l'intestin étant l'organe sur lequel l'action principale se passe, toutes ses parties constituantes subissent des modifications.

Du reste, l'analyse des altérations rencontrées dans le choléra ne fait que confirmer ce que l'étude des symptômes avait pu apprendre sur la maladie, c'est-à-dire que le travail morbide principal se fait sur la membrane muqueuse du tube digestif et sur les annexes de celui-ci. Cette analyse prouve aussi que ce travail est constitué par une fluxion sanguine d'une grande intensité qui arrive quelquefois, lorsque la mort n'est pas rapide, jusqu'à l'inflammation la plus vive. Ces études anatomo-pathologiques prouvent encore, comme du reste les symptômes l'avaient indiqué pendant la vie, qu'il se fait, durant la maladie, des congestions secondaires dont le siége le plus fréquent est sur le cerveau et le poumon. Mais ces études ne nous apprennent rien de plus; elles ne nous donnent pas la clef du mystère par lequel cette fluxion gastro-intestinale permet au sang de laisser échapper en grande abondance sa sérosité et son albumine ; elles ne nous mettent pas, en un mot, sur la voie de la nature du choléra.

Toutefois, ne désespérons pas de l'avenir ; un jour peut-être les études micrographiques nous dévoileront-elles des vérités qui nous ont échappé jusqu'à ce jour !

CHAPITRE VII

Traitement.

Avant de faire connaître la thérapeutique que j'ai employée contre le choléra, il est, à mes yeux, tout à fait indispensable d'entrer dans quelques développements généraux sur différents points qui se rattachent d'une manière directe à son traitement. Ainsi, comment ne pas s'occuper de la prophylaxie, et, pour s'occuper convenablement de celle-ci, comment ne pas chercher d'abord à connaître l'origine, la nature de la maladie, son mode de propagation ? C'est pourquoi je crois devoir confondre dans le même chapitre ces différents sujets, qui sont unis les uns aux autres par les liens les plus intimes.

ARTICLE I. — Origine du Choléra.

La question la plus grave et la plus importante qui puisse être traitée à propos du choléra, est l'origine de cette maladie. Cette question est grave, parce qu'à sa solution se trouvent attachées des milliers d'existences ; elle est importante, parce qu'elle touche aux intérêts les plus légitimes et les plus sérieux de l'homme en particulier, et des peuples en général. Aussi, profondement pénétré de la gravité du sujet, ce n'est qu'après y avoir longuement et sérieusement réfléchi que j'ose aborder une pareille question.

Il n'est pas douteux que les trois maladies les plus meurtrières qui puissent affliger l'espèce humaine, sont la peste, la fièvre jaune et le choléra. Il n'est pas douteux non plus que ces maladies se montrent spécialement sur divers points du globe : la peste en Afrique vers le delta du Nil; la fièvre jaune en Amérique, surtout à l'embouchure du Mississipi et dans les pays intertropicaux; le choléra en Asie, sur le delta du Gange. Des eaux stagnantes, des substances végétales ou animales en putréfaction, une température élevée et certaines conditions locales, tel est le milieu dans lequel se développent ordinairement ces maladies qui, par leur origine, ont de nombreux points de contact avec nos fièvres pernicieuses d'Europe.

A-t-on vu ces fléaux naître sur d'autres points du globe que ceux dont je viens de parler? Les a-t-on vus régner épidémiquement en Europe, sans qu'ils eussent été précédés par une épidémie de même nature dans les contrées où leur endémicité est reconnue de tous?

On a cité des faits qui portent à croire que la peste a régné quelquefois épidémiquement dans des contrées éloignées de l'Égypte, sans que cette dernière eût été le point de départ de la maladie. M. Prus en cite des exemples remarquables dans son *Rapport sur la peste et les quarantaines*, lu à l'Académie de médecine, le 29 avril 1846. Toutefois, à côté de ces faits, il y en a d'autres qui démontrent, pour Marseille surtout, que la peste ne s'est montrée qu'après avoir été précédée par une épidémie semblable en Orient. Qu'il me suffise de rappeler la terrible peste de 1720, sur laquelle on possède tant de précieux documents, et dont je puis parler d'après de mémorables traditions de famille. Le père à mon aïeule paternelle avait, en effet, avec sa famille composée de onze personnes, passé tout le temps de cette peste, à Marseille, rue de la Mure, 21, dans une séquestration complète ; tous survécurent à cette rude épreuve, sans avoir été touchés par le fléau. Il m'a été dit un grand nombre de fois que la peste régnait en Syrie et en Palestine, au printemps de 1720, lorsque le capitaine Chataud, venant de ces contrées, arriva à Marseille après avoir perdu plusieurs malades durant le voyage ; d'autres moururent après l'arrivée, et le mal ayant été méconnu par le chirurgien Guérard, les passagers obtinrent leur entrée en ville ; l'épidémie se déclara bientôt après, ayant porté ses premiers coups aux porte-faix renfermés au lazaret pour l'aération des marchandises. La relation de la peste de 1720 par le Dr Bertrand, le Journal rédigé à cette époque par le sieur Pichatty (de Croissainte), conseil et orateur de la communauté, confirment la vérité des traditions de famille que je viens de rapporter. Il en résulte évidemment que la peste existait en Orient avant de se déclarer à Marseille. N'en était-il pas ainsi lorsque, le 9 juillet 1857, le paquebot-poste *le Léonidas* nous arriva avec deux cas de peste à bord, suivis onze jours après d'un troisième cas, tous les trois suivis de mort, et heureusement confinés au lazaret ? Il résulte aussi de ces faits, pris au milieu de beaucoup d'autres ayant la même signification, que la peste peut être transportée au loin et se transmettre en dehors de son foyer primitif.

Pour la fièvre jaune, si on lit attentivement les relations des épidémies qui ont ravagé l'Espagne depuis le commencement de notre siècle ; si on parcourt les nombreux documents publiés sur ce sujet dans les différents ouvrages de M. le Dr Bertulus ; si on étudie les faits isolés de cette maladie observés dans les ports et les lazarets, on a bientôt acquis la certitude que tous les cas de fièvre jaune observés en Europe ont coïncidé avec l'arrivée de navires venant de pays où régnait la maladie.

Qu'il me suffise de rappeler l'épouvantable épidémie qui ravagea Barcelone en 1821, et qui ne se manifesta qu'après l'arrivée dans ce port de nombreux navires venant de la Havane et de la Vera-Crux, ports où régnait la fièvre jaune.

Pour les cas isolés, je rappellerai volontiers l'histoire du navire américain *Colombia*, arrivé le 9 août 1802 à Marseille, et sur lequel on vit successivement dans ce port sept malades atteints de fièvre jaune. J'ai souvent entendu parler de cet événement à M. le Dr Seux, mon aïeul, qui avait visité plusieurs de ces malades en consultation avec son confrère et ami, M. le Dr Segaud, appelé le premier auprès d'eux. Le navire fut remis en quarantaine, et quitta Marseille sans rentrer dans le port ; les mesures énergiques prises immédiatement préservèrent la ville.

L'événement de Saint-Nazaire, dans l'été de 1861, vient encore tout naturellement au bout de ma plume, tant à cause de sa date récente qu'à cause d'une des circonstances les plus graves qui l'accompagnèrent, je veux parler de la mort du médecin Chaillon, cette noble victime du dévouement. Tout le monde connaît l'histoire de l'*Anne-Marie*, qui était venue de la Havane avec patente brute ;

tout le monde sait que Chaillon contracta la fièvre jaune en soignant trois ouvriers qui l'avaient prise à bord du na- vire, et qui étaient venus mourir à *Montoir*, localité où pratiquait ce médecin. Personne n'ignore enfin que, grâce aux mesures sages et énergiques prises par M. le Dr Mêlier, inspecteur-général de la santé publique, ce triste événe- ment ne fut pas suivi d'une épidémie.

Le court exposé que je viens de faire démontre évidem- ment que l'apparition de la fièvre jaune en Europe a coïn- cidé avec l'existence d'épidémies de même nature dans les lieux où elle est endémique ; qu'elle peut, comme la peste, être transportée d'un lieu dans un autre, et qu'elle a la faculté de se transmettre loin du foyer primitif.

Quant au choléra, la question est peut-être encore plus facile à résoudre : il n'est pas douteux que toutes les épi- démies qui ont décimé le monde ont débuté au Bengale ; car dans toutes les invasions du fléau on peut, de ce point, suivre sa marche, pour ainsi dire, par étapes. Suivant les caravanes, les corps d'armée ; se montrant sur les navires, paraissant avec eux dans les ports de mer, le mal s'est ainsi développé sur les points les plus éloignés de son berceau. Le fait le plus favorable à la démonstration de son origine exotique et de son importation par les hommes et par les choses, est que son apparition sur les différents points de l'Europe a été d'autant plus rapide que les communica- tions entre les différentes parties du monde se sont faites avec plus de célérité. Jamais, comme cette année, le cho- léra n'était venu d'Asie en Europe dans l'espace de quel- ques mois ; jamais non plus on n'était venu d'une manière si directe d'un point à l'autre ; jamais on n'avait franchi une si grande distance avec tant de rapidité. Aussi la marche du choléra de 1865 éclaire-t-elle d'une vive lumière toutes les questions relatives à l'origine et à l'importation de cette cruelle maladie. Du reste, que ceux qui doutent encore, ouvrent l'ouvrage naguère publié par MM. les Drs S. Pirondi et A. Fabre, et ils y verront, pour chaque grande invasion cholérique, le point de départ et la marche de la maladie tracés avec tant de clarté et de précision, qu'après cette lecture le doute ne leur sera plus permis.

Ce que j'ai dit, dans le premier chapitre de ce mémoire, sur l'origine du choléra de 1865 à Marseille, me dispense d'entrer dans de plus longs développements à ce sujet, et je me résume en disant : que les épidémies de choléra ont toujours été précédées, en Europe, d'une épidémie dans l'Inde ; que cette maladie peut être transportée, et qu'elle est transmissible.

On dira peut-être que le choléra s'est montré bien des fois au milieu de nous, en dehors des temps d'épidémie et sans se propager. Le fait est certain ; mais, à mon avis, c'est une exception qui confirme la règle ; j'ai besoin d'entrer à ce sujet dans quelques développements.

Sans doute nous voyons de loin en loin des cas de choléra sporadique suivis de mort : j'en ai rencontré, soit dans ma pratique privée, soit à l'hôpital. Eh bien ! d'où viennent ces cas isolés, dira-t-on ? Ce n'est pas l'importation, ce n'est pas la transmission qui les font naître, puisqu'ils se montrent à une époque où il n'y a point d'épidémie ; ces cas, ajoutera-t-on, sont sans doute produits par des causes locales et individuelles qui, en définitive, prenant plus d'intensité en certaines circonstances, amènent les épidémies. C'est là une erreur des plus grandes ; des causes locales de température et de terrain, des dispositions individuelles, des écarts de régime, des excès vénériens, etc., etc., peuvent faire naître le *choléra-morbus*, le *miserere*, le *trousse-galant*, mais jamais le choléra asiatique. En effet, avant la première invasion du choléra indien en Europe, ce n'était que très-exceptionnellement qu'on voyait le choléra-morbus suivi de mort. Mon aïeul, M. le Dr Seux, qui avait exercé la médecine pendant plus de soixante ans, m'avait souvent dit qu'une seule fois, dans sa longue et laborieuse vie, avant l'invasion du choléra indien en Europe, il avait vu le choléra-morbus suivi de mort. Il s'agissait d'un jeune homme qui, au milieu des chaleurs de l'été, s'était livré avec excès aux plaisirs vénériens. Mon grand-père pouvait aussi établir un parallèle entre ce choléra et celui qui nous est venu de l'Inde, car il avait assisté à nos premières épidémies de 1834, 1835, 1837 ; et pratiquant encore malgré ses 77 ans, au moment où je débutais dans la carrière, il put me donner l'exemple du courage, du dévouement et de l'abnégation, qualités qui n'abandonnent jamais le médecin dans les temps de calamité publique. Cet excellent maître me disait qu'entre le choléra d'Europe et le choléra asiatique, il n'y avait de ressemblance qu'à la surface ; que jamais, par exemple, dans le premier, il n'avait vu le pouls s'effacer complètement, le malade vivant ainsi pendant un certain nombre d'heures. C'est qu'en effet, ces deux maladies, malgré de nombreuses analogies, diffèrent entre elles, quant au fond, autant que peuvent le faire, par exemple, l'entérite aiguë ordinaire et l'entérite folliculeuse ou fièvre typhoïde.

Mais, dira-t-on encore, les cas de choléra isolé que nous observons aujourd'hui sont bien souvent suivis de mort et présentent la physionomie du choléra indien. Je ne le nie pas, je fais observer toutefois qu'il n'en est ainsi que depuis le passage du choléra indien parmi nous. Il n'est pas douteux que celui-ci, depuis son apparition en Europe, a laissé des traces ineffaçables, et que de temps en temps, sans cause bien apparente, il nous montre son hideux visage. Eh bien ! puisque ce fait ne s'observait pas autrefois, c'est évidemment parce que la cause matérielle du choléra asiatique, le germe de cette maladie, ne nous a jamais complètement abandonnés depuis sa première invasion, et que ce germe, qui est assez puissant pour donner lieu, de loin en loin, à quelques cas isolés, n'est pas assez actif pour produire de lui-même une épidémie. Si, au contraire, ce germe nous revient dans toute sa force et de première main des lieux où des causes perpétuelles l'entretiennent ; si, de nouveau, il est jeté au milieu de nous, alors l'épidémie éclate. L'Europe, depuis la première invasion du choléra indien, est comme un bûcher toujours prêt, qui ne s'embrase que lorsque l'étincelle est lancée dans ses flancs.

Ces cas de choléra isolé, qui quelquefois sont tout aussi rapidement suivis de mort que durant une épidémie, au lieu d'infirmer l'origine du mal, la confirment ; ce sont des cas qui puisent leur origine dans une ancienne importation ; ils sont probablement le résultat de germes, qui, restés pendant des mois et des années dans un état de torpeur, se réveillent ensuite sous l'influence de causes qui sont en rapport avec leur nature : alors sont infectés les organismes prédisposés qui se trouvent dans le rayon de leur influence.

La question que je me suis posée au commencement de cet article vient en conséquence de recevoir sa solution : lorsqu'un des trois fléaux dont j'ai parlé s'est montré en Europe, il avait été précédé généralement par une épidémie de même nature, dans les lieux où le mal naît spontanément. Ce que j'ai dit prouve de plus que ces trois maladies peuvent être transportées au loin, et qu'elles sont transmissibles ; voilà le point grave, sérieux, capital de la question, car il en résulte que l'origine, en Europe, *de la peste, de la fièvre jaune et du choléra, se trouve dans l'importation.*

La cause première des épidémies de choléra doit donc être cherchée dans les navires, et au milieu des voyageurs qui arrivent des lieux contaminés. Est-ce à dire que cette cause soit suffisante pour faire naître une épidémie ? On pourrait soutenir l'opinion contraire, car bien des fois on a vu des cholériques mourir dans certaines localités, sans qu'une véritable épidémie en fût la conséquence. C'est qu'il y a dans une épidémie autre chose que la contagion ; il faut, pour que celle-ci ait toute son activité, pour que le mal puisse s'étendre, que certaines dispositions inconnues préexistent : c'est toujours le fameux τι Θεον d'Hippocrate. Qu'on se figure, d'une part un amas de matières très-combustibles, d'autre part du bois chargé d'humidité : l'étincelle qui pénétrera dans le premier, fera naître des flammes qui dévoreront tout ; celle qui sera en rapport avec le second, produira à peine un peu de fumée, et le feu s'éteindra bientôt. Il en est ainsi des épidémies de maladies transmissibles.

On voit ce fait même pour la petite-vérole, affection dont le caractère contagieux ne fait de doute pour personne. *Il faut donc redouter l'étincelle dans tous les cas* : en effet, comme il s'agit de dispositions inconnues, on ne peut jamais savoir au juste si elles existent ou non dans la localité où la maladie va être transportée. Telle est la première conclusion pratique qui résulte des développements dans lesquels je viens d'entrer.

ARTICLE II. — Nature du Choléra.

Ce sujet est bien difficile à traiter, et sa solution se fera probablement attendre longtemps encore ; du reste, cette question, à cause de son immense difficulté, a moins d'importance au point de vue pratique qu'on ne le croit dans le public ; elle offre certainement un intérêt moins pressant que celle dont je viens de m'occuper. Nous ne connaissons pas au juste la nature du choléra, pas plus que celle des autres typhus ; connaissons-nous mieux celle des virus, celle des maladies contagieuses, rougeole, scarlatine, variole, etc. ? Les physiciens connaissent-ils la nature exacte des agents qu'ils ont si bien étudiés, le son, la lumière, la chaleur, l'électricité, le magnétisme ? Pourtant, ils en ont admirablement décrit les lois, ils en ont fait les plus belles applications à l'industrie, aux besoins de l'homme, à la satisfaction des plus nobles fonctions de l'intelligence. Le médecin peut en dire à peu près autant des maladies ; il en connaît les lois, et, s'il ne peut pas toujours guérir ces maux innombrables qui tourmentent l'espèce humaine, c'est qu'il est écrit, dans les décrets providentiels, que le savoir de l'homme a des limites qu'il ne saurait franchir. En effet, si Dieu a donné la vie à l'homme, il l'a aussi condamné à la mort, loi fatale devant laquelle toute science s'incline ; cependant, si le médecin ne peut pas se substituer à Dieu, faire des miracles, comme on le dit vulgairement, il peut du moins prévenir les maux, par ses conseils basés sur la connaissance des lois qui régissent les maladies ; voilà pourquoi, à mon avis, chercher à bien connaître l'origine du choléra, sa marche, son mode de propagation, est au moins aussi important que de chercher à connaître sa nature. Loin de moi la pensée de soutenir qu'il soit inutile d'aller à la recherche de cette inconnue ; au contraire, on ne saurait trop encourager les savants qui veulent découvrir la nature intime de la cause productrice du choléra. Mais ce secret n'étant pas encore dévoilé, il faut, avant tout, tirer parti, au profit de l'humanité, des connaissances que nous avons sur le fléau indien, connaissances qui, soit dit en passant, sont très-sérieuses et tout aussi nombreuses que celles que nous possédons sur bien d'autres maladies.

Tout porte à croire que le choléra, comme les autres maladies pestilentielles, est une intoxication miasmatique. La rapidité souvent effrayante du mal, sa marche, ses symptômes, sont en faveur de cette opinion, et le mot *empoisonnement*, prononcé par le peuple à l'apparition des premières épidémies, a été l'expression d'une vérité dont il ne pouvait, dans son ignorance, se rendre compte, ne comprenant pas que l'empoisonneur était le fléau lui-même. Mais en quoi consiste cette intoxication? Voilà où commence le mystère. Pour mon compte, je ne crois guère à l'influence de l'électricité, de l'ozone, de la nature des terrains ; en un mot, aux influences telluriques comme causes premières et matérielles du choléra ; je crois au contraire fermement à l'intoxication. De quelle nature peuvent donc être les substances toxiques qui pénètrent dans l'organisme, pour y produire cette désorganisation rapide bientôt suivie de mort ?

Ce travail, tout d'actualité, et dont le but essentiellement pratique est facile à reconnaître, ne me permet pas de m'étendre longuement sur toutes les hypothèses qui ont été faites sur la nature du produit matériel qui engendre le choléra, et qui lui permet de se livrer aux migrations les plus lointaines ; cependant je tiens à dire en quelques mots ce qui me paraît le plus vraisemblable sur ce sujet, dans l'état actuel de nos connaissances.

Je crois que le choléra est un empoisonnement miasmatique ; en conséquence, une intoxication produite par des miasmes. Mais qu'est-ce qu'un miasme ? On donne ce nom, qui vient du grec (μίασμα, souillure, contagion), à des corps extrêmement subtils qui se détachent des matières corrompues, et que l'on croit propres à répandre des maladies contagieuses et à communiquer la corruption à des corps sains ; telle est la définition donnée par Bescherelle. MM. E. Littré et Ch. Robin, dans le nouveau *Dictionnaire de Nysten*, définissent le miasme : une « émanation qui, bien qu'inappréciable le plus souvent par les procédés de la physique ou de la chimie, se répand dans l'air, adhère à certains corps avec plus ou moins de ténacité, et exerce sur l'économie animale une influence plus ou moins pernicieuse. » Ce mot miasme, employé depuis longtemps en médecine, a le grand inconvénient d'être fort vague et de ne rien préciser ;

mais il a, par la même raison, l'immense avantage de laisser le champ libre à toutes les hypothèses, et par conséquent de ne point engager l'avenir. Voilà pourquoi, jusqu'à ce que la lumière soit faite sur la nature spécifique des agents qui produisent le choléra et les autres maladies pestilentielles, il me paraît naturel et logique de conserver le nom de miasme au principe matériel qui donne naissance au choléra et qui en amène la propagation. Adopter cette manière de voir, n'est pas du tout fermer les yeux à la lumière ; bien au contraire, c'est prouver qu'on la recherche , c'est lui donner le temps de se montrer, d'autant plus que, quelle que soit l'opinion qu'on adopte sur la nature intime de l'agent cholérigène, l'idée du miasme n'en existera pas moins ; il suffira de lui ajouter une épithète, pour faire connaître la spécificité de l'agent. En effet , en mettant à côté du mot miasme une expression qui donne l'idée de la fermentation , en ajoutant à ce mot l'adjectif zymotique, par exemple , on entre tout de suite dans le domaine d'une des meilleures hypothèses qui aient été formulées sur la nature de l'agent qui engendre le choléra.

Les intéressants travaux de M. Pasteur *sur les ferments*, mettent en effet sur la voie de belles découvertes sur l'étiologie des maladies infectieuses, et déja, d'après ces recherches, d'après celles du Dr Dionisio , médecin de l'hôpital Saint-Jean de Turin, on peut dire que l'hypothèse de la nature zymotique des miasmes cholériques a les plus grandes chances de devenir un jour une vérité. L'existence d'êtres microscopiques, germes des ferments, êtres qui varieraient suivant la nature de ceux-ci, expliquerait, il me semble, mieux que toute autre hypothèse le développement, la marche, les migrations, la transmission du choléra. Cette opinion ferait comprendre comment, sous l'influence d'un air chargé d'ozone, le choléra peut diminuer, cet air ayant sur les émanations miasmatiques une force de combustion bien évidente. Cette hypothèse donnerait aussi l'explication de ces cas isolés de choléra qui ne se développeraient que lorsque les germes, qui ont la propriété de se conserver intacts pendant fort longtemps, entreraient en action, sous l'influence des causes capables de favoriser leur évolution.

L'hypothèse d'un parasite de nature végétale peut aussi être soutenue. Durant mes recherches sur le muguet des enfants nouveau-nés, j'ai pu maintes fois observer au microscope l'*Oïdium albicans*, ce cryptogame qui pullule sur la membrane muqueuse buccale de l'enfant, et qui, en se combinant avec des débris de cellules épithéliales et une certaine quantité de mucus, forme ces espèces de pellicules blanches qu'on appelle muguet ; cette affection est essentiellement transmissible.

N'en est-il pas de même pour les diverses espèces de teignes, les mentagres, maladies sur lesquelles les belles recherches de M. Gruby, celles de M. le Dr Bazin, ont jeté de si vives lumières ? Ce sont aussi des champignons, *Trichophyton tonsurans*, *Microsporon Audouini*, *Achorion Schœnleinii*, *Microsporon mentagrophytes*, qui sont la cause de ces maladies ; ce sont eux dont les spores, transportés sur des individus sains, rendent ces maux essentiellement contagieux.

Les spores d'un être microscopique analogue ne pourraient-ils pas, en pénétrant avec les aliments dans le tube digestif de l'homme, produire le choléra ?

On peut aussi se demander, comme déjà l'avait soutenu Hahnemann , comme le croient encore quelques médecins, le Dr Honigberger (de Calcutta) entre autres, si la cause matérielle du choléra ne réside point dans l'absorption de petits insectes microscopiques , d'infusoires contenus dans l'air. Les êtres microscopiques de cette nature sont si ténus, que le professeur Ehrenberg a pu démontrer que des millions d'entre eux réunis ne dépassaient pas la grosseur d'un grain de sable, et que mille pouvaient passer en même temps à travers le trou d'une aiguille. M. Davaine a reconnu , comme on le sait , que le sang des moutons morts du sang de rate était rempli de très-petits animalcules microscopiques portant le nom de bactéries. N'en pourrait-il pas être ainsi dans le choléra ?

Toutes ces hypothèses peuvent être soutenues, mais leur démonstration est encore à faire ; espérons que le microscope, auquel la science doit déjà de si belles découvertes , nous fera aussi connaître les agents producteurs des maladies pestilentielles.

Jusqu'à plus ample informé , j'appellerai du nom de miasme cholérique , l'agent qui donne naissance au choléra.

ARTICLE III.— Mode de propagation de la maladie.

Selon toutes les probabilités , le miasme cholérique doit être absorbé par les voies respiratoires, peut-être aussi par l'appareil digestif ; il n'est pas vraisemblable qu'il le soit par la peau. Il doit alors , en pénétrant dans l'économie , produire l'intoxication du sang et concentrer son action sur les centres nerveux ganglionnaires, le grand sympathique , comme l'avait pensé l'illustre Delpech. On comprend ainsi cette violente perturbation du tube digestif, sous l'influence de laquelle se manifestent les premiers symptômes cholériques. La spécificité seule du miasme peut expliquer les autres phénomènes : refroidissement de la peau, cyanose, affaiblissement progressif de la circulation, asphyxie, symptômes dont il est impossible de se rendre un compte exact, si on ne les rattache qu'aux pertes considérables de sérosité et d'albumine auxquelles en peu d'instants l'économie est soumise.

L'hypothèse par laquelle le poison cholérique porterait son action spéciale sur les ganglions semi-lunaires, trouve un appui dans ce fait, que les poisons qui agissent sur les centres nerveux frappent, suivant leur nature, plus particulièrement telle partie circonscrite de ces centres, même telle fibre nerveuse plutôt que telle autre. Les altérations trouvées après la mort, sur la membrane muqueuse gastro-intestinale, ne me paraissent pas assez intenses, assez profondes surtout, pour qu'on puisse croire à une action directe du poison sur elle, et surtout pour expliquer la rapidité avec laquelle la mort arrive.

Quoi qu'il en soit, il faut laisser le champ des hypothèses et voir la réalité qui se manifeste avec la plus grande évidence dans le mode de propagation du choléra. Le miasme voyage avec les hommes, s'infiltre dans les objets avec lesquels il est en rapport, et vient ensuite exercer sa funeste influence sur les organismes qui, disposés à la recevoir, se trouvent en contact avec lui. Tout prouve que l'air est son principal véhicule, mais que le rayonnement qui se fait autour de l'objet contaminé ne s'étend pas très-loin. Ce rayonnement n'est jamais allé au-delà d'un à deux kilomètres ; en tout cas , il paraît certain que les courants d'air ne peuvent être la cause unique des migrations du miasme cholérique, car dans un grand nombre de cas on a remarqué que la marche de la maladie avait lieu dans une direction opposée aux mouvements de l'atmosphère.

Le cholérique devient évidemment un véritable foyer de contagion ; il agit sur l'air ambiant par toutes les excrétions, l'air expiré , la matière des vomissements, celle des évacuations alvines , les sueurs, mais plus particulièrement, je crois, par les déjections. C'est ainsi que le miasme s'étend autour du malade , se propage et crée de nouveaux foyers de contagion ; c'est en définitive par ce mode de propagation que doivent naître les épidémies. Des malades qui ont été en rapport médiat ou immédiat avec d'autres cholériques, se montrent d'abord dans des points très-distants les uns des autres ; de petits foyers se forment ainsi, puis vont se multipliant par les rapprochements des hommes sains avec les malades. Ces foyers s'étant multipliés , il doit se faire autour d'eux un rayonnement tel, que sans contact et seulement par l'air chargé de miasmes, la maladie prend un développement plus complet , attaque une ville entière et les localités qui en sont rapprochées. La marche suivie par le choléra à Marseille en 1865 , mérite d'être signalée , le mal s'étant étendu de proche en proche à la manière d'une incendie : en effet, l'épidémie a commencé par le quartier de Saint-Laurent , puis elle a gagné la Joliette , Saint-Lazare, Belle-de-Mai , Longchamp , les Chartreux, la plaine Saint-Michel, formant ainsi un demi-cercle non interrompu , résultat non douteux du rayonnement des miasmes cholériques à de petites distances. Les exemples qui prouvent la formation des foyers de contagion autour des malades sont si nombreux et tellement connus de tous, qu'il me paraît inutile de les reproduire ici ; mais il est un fait de cette nature que je dois signaler, parce qu'il fait partie de l'historique du choléra dans nos hôpitaux, qu'il s'est passé sous mes yeux à l'Hôtel-Dieu , et qu'il démontre avec quelle facilité se forment ces foyers, véritables propagateurs de la maladie.

Le 6 octobre, dans la salle Moulaud, un de mes malades, convalescent d'une diarrhée simple , est brusquement frappé de choléra à l'entrée de la nuit ; il meurt le lendemain matin au moment de ma visite ; le corps est enlevé immédiatement. Son voisin de lit, phthisique, qui depuis plus d'un an était dans la salle et qui était habituellement constipé, est pris le même jour de diarrhée, puis le lendemain d'un choléra algide ; cet homme, très-effrayé, demande à ne pas passer dans la salle des cholériques, j'y consens ; la maladie se prolonge. (Voir l'observation v.)

Le 12 octobre, un malade couché en face de lui et qui entrait en convalescence, après avoir offert les symptômes les plus graves d'une intoxication saturnine, est pris brusquement de choléra à trois heures après midi, et meurt dans la nuit vers le matin.

Le 15 octobre, un jeune homme de la même salle, garçon très-vigoureux, atteint d'une arthrite rhumatismale, est pris de diarrhée suivie le soir d'accidents cholériques ; le lendemain il était dans l'algidité complète.

Frappé de cette succession rapide de malades, tandis

qu'à l'apogée de l'épidémie rien de pareil ne s'était manifesté dans la salle des fiévreux, je fis transporter ce dernier malade et le phthisique dans la salle destinée aux cholériques; dès ce moment il n'y eut plus de choléra dans la salle Moulaud.

Je me laisse aller à citer encore le fait suivant, à cause de la succession remarquable des cas : le navire russe *le Delphin* était dans le vieux port depuis un mois lorsque, le 2 novembre, trois matelots sont, après une orgie, pris de choléra, à quelques heures de distance les uns des autres ; ils meurent rapidement, deux à bord, l'un à l'Hôtel-Dieu dans mon service. Trois autres matelots sont pris du 6 au 9 novembre, on les transporte à l'Hôtel-Dieu; un seul guérit. Un porte-faix qui travaillait à bord du navire dans ce moment, a le choléra, et meurt. Ces malades avaient été visités par M. le Dr Candolle. Je tiens de M. le Dr Alexandre Martin, qu'au moment où ces cas existaient à bord, il fut appelé à soigner, d'un choléra rapidement suivi de mort, un capitaine marin qui habitait sur le quai une chambre dont les croisées donnaient sur le point où stationnait *le Delphin*. Cet honorable médecin m'a dit aussi que notre confrère, M. le Dr Lachaud, avait soigné un calfat qui, ayant travaillé à côté du navire russe pendant la petite épidémie qui y a régné, fut pris d'une diarrhée négligée qui, après un certain nombre de jours, fut suivie d'un choléra mortel. Ces détails m'ont été confirmés par M. le Dr Lachaud lui-même.

Les linges imprégnés par les déjections, par les sueurs des cholériques, peuvent aussi propager la maladie; on a cité de nombreux exemples de ce mode de communication. Je me contenterai de signaler à ce sujet le fait suivant, parce qu'il a été observé durant l'épidémie de 1865. M. Grimaud (de Caux), dans ses Études sur le choléra, a parlé de ce fait; mais cet honorable écrivain, digne des plus grands éloges pour son courage à braver le danger dans le but de connaître la vérité, a été induit en erreur sur l'accident de Saint-Jean-du-Désert. Voici le fait, dont je dois la connaissance exacte à l'obligeance du médecin traitant M. Dusilliet :

Mme veuve Girard, âgée de 60 ans, blanchisseuse, jouissant d'une très-bonne santé, habitant une campagne à Saint-Jean-du-Désert, quartier distant de la ville de 4 à 5 kilomètres, habitation qu'elle n'a jamais quittée peut-être depuis dix ans, recevait toutes les semaines du linge sale que lui apportaient de la ville des personnes spécialement chargées de ce soin. L'occupation de la femme Girard était de laver ce linge souillé de diverses manières, provenant de gens bien portants, comme de gens malades. Parmi les derniers objets qu'elle avait eu à laver, on avait remarqué qu'il y avait un nombre inusité de couvertures de laine ou autres. Il n'y avait aucun cas de choléra dans les environs, cette femme n'avait communiqué avec la ville que par les personnes qui en venaient et par le linge sale qu'elle avait lavé, lorsque le 7 août, après quelques légers malaises, elle fut prise de diarrhée, de vomissements, de crampes, de refroidissement général, de cyanose, en un mot de choléra complet, auquel elle succomba le 9 août à trois heures du matin. Ce fut le seul cas du quartier. Pour M. Dusilliet, la femme Girard avait contracté le choléra en lavant les couvertures qui lui avaient été envoyées de Marseille. Je suis porté aussi à partager cette opinion, bien que ce fait ne soit pas aussi démonstratif qu'il avait pu l'être sous la plume de M. Grimaud (de Caux), mal renseigné.

Je crois que le choléra se propage non-seulement par les malades ou les objets contaminés, mais encore au moyen des masses d'hommes, des navires venant des pays atteints de choléra, parce que ces masses ou ces maisons flottantes doivent transporter avec elles et au loin les miasmes au milieu desquels elles se sont trouvées.

Je lis dans l'*Union médicale* de Paris, du 11 janvier 1866, un fait que je m'empresse de signaler, parce qu'il confirme entièrement mon opinion sur le mode de propagation que je viens d'indiquer :

« A titre de renseignements pour l'étude de la transmission du choléra et de sa marche dans les Antilles, dit l'*Union médicale*, nous mettons sous les yeux de nos lecteurs les extraits suivants des journaux de la Guadeloupe et de la Martinique....................................
....

» Le navire à voiles *la Virginie* quitte Marseille le 5 septembre; il arrive à la Pointe-à-Pitre le 9 octobre. Le choléra éclate à la Guadeloupe le 22 du même mois, pendant qu'on décharge *la Virginie*, et tout près du point de déchargement.

» Jusqu'ici, les Antilles préservées sont celles où les mesures ont été le plus énergiquement prises pour éviter toute communication avec les lieux infectés.»

Le premier fait est bien clair : il n'est nullement question, à bord de *la Virginie*, de cholériques qui auraient pu infecter la Guadeloupe ; c'est bien le navire qui, malgré ses trente-cinq jours de mer, portait dans sa cale et au milieu de ses marchandises le germe du mal qu'il avait embarqué à Marseille, et qu'il a débarqué à la Guadeloupe.

Quant au second fait signalé, il porte son enseignement sans que j'aie besoin d'insister davantage.

J'ai vu des nourrices dont le mamelon était parfaitement sain, donner le muguet à leur nourrisson, après avoir fait téter un autre enfant atteint de cette maladie. Le sein de la nourrice était intact, mais il avait servi de véhicule aux spores de l'oïdium nichés probablement dans les replis du mamelon et transportés dans la bouche de l'enfant, où le champignon, trouvant un lieu propice à son évolution, s'était développé.

M. H. Bouley, dans le remarquable discours prononcé à l'Académie impériale de médecine, dans la séance du 2 janvier 1866, à propos du typhus contagieux des animaux du Jardin d'acclimatation, soutient l'opinion qu'un cerf logé loin de la grande étable infectée, *a contracté le typhus et n'a pu le contracter que par l'intermédiaire du gardien qui soignait les malades et qui le soignait aussi.*

Voilà des faits de même nature.

Le choléra se transmet donc au moyen d'un miasme spécifique, jusqu'à ce que ce miasme, à force de se reproduire, ait perdu l'activité nécessaire à sa reproduction. On sait que tout ce qui a vie en ce monde doit périr, c'est la loi des corps vivants ; le miasme cholérique sera probablement un jour rangé dans cette classe.

Quelquefois l'influence seule des saisons suffit pour annihiler momentanément l'activité du miasme cholérique ; l'arrivée du froid a fait quelquefois cesser une épidémie qui s'est reproduite l'été suivant. Cette considération m'amène à faire remarquer, ce que tout le monde sait du reste, qu'indépendamment de la cause matérielle qui engendre le choléra , il existe ce qu'on appelle, en médecine, des causes adjuvantes, qui en facilitent le développement: la chaleur de l'été en est une ; le défaut d'aération , les émanations putrides, les aliments de mauvaise nature , les troubles digestifs négligés, les émotions morales , surtout les passions tristes, tous les excès, sont des causes adjuvantes qui facilitent le développement de la maladie. Toutefois, je dois ajouter que, pour le choléra , comme pour toute maladie transmissible, toutes ces causes ne peuvent faire naître le mal, que si l'individu porte en lui les dispositions nécessaires. Le choléra ne peut pas atteindre tout individu, heureusement la plupart des sujets se trouvent dans ce cas ; la transmission des virus eux-mêmes exige une réceptivité particulière. Toute personne qui vit dans un foyer cholérique, est sous le coup de la maladie ; la preuve en est dans ces malaises digestifs , ces borborygmes, ces diarrhées brusques qui atteignent surtout les personnes auxquelles les cholériques sont confiés. Le plus grand nombre des organismes réagit contre l'influence miasmatique , la réaction est la loi de toute intoxication ; les vomissements , la diarrhée, les sueurs, sont habituellement les voies d'élimination du poison.

Le choléra est donc *une maladie contagieuse, puisque l'individu qui en est atteint peut le transmettre à un autre individu.* Cependant le fléau asiatique n'est pas contagieux

au même degré que la rougeole , la scarlatine , la variole
et les maladies virulentes en général ; je le comparerai
volontiers, au point de vue de sa contagion, à la coqueluche,
par exemple , qui se communique au moyen de l'air ambiant. Toucher le cholérique ne donne pas le mal ; mais res-
pirer l'air qu'il respire, peut le donner. Énorme différence
au point de vue pratique, car on peut soigner impunément
un cholérique, le toucher, ne rien négliger en un mot pour
son salut, si on a le soin de renouveler constamment l'air
autour du malade.

Après avoir étudié l'origine du choléra , sa nature et son
mode de propagation, j'en viens à sa prophylaxie, qui est,
pour ainsi dire, la conclusion pratique des développements
dans lesquels je suis entré dans les trois précédents articles.

ARTICLE IV. — Traitement prophylactique.

Pour toute maladie, il vaut mieux prévenir que guérir ;
n'est-ce pas surtout pour le choléra, qui a déjà fait tant de
victimes , que cette proposition est vraie ?

Après avoir exagéré outre mesure la contagion de certaines maladies , on s'est laissé aller à l'excès contraire ;
c'est ainsi que marche l'esprit humain : il réagit comme
peut le faire le corps de l'homme dans les maladies ; mais
après l'action et la réaction , après la lutte , la lumière se
fait ; c'est ce qui arrive dans ce moment pour les maladies
contagieuses. Les études microscopiques , en faisant connaître une foule de formes de la matière et tant d'êtres
inconnus, ont puissamment contribué au retour vers les
saines idées ; il en est ainsi pour le choléra. La dernière

invasion a été, j'oserai le dire, *providentielle*, car la rapidité de l'arrivée du mal d'Asie en Europe, sa marche constante au milieu des hommes venant des pays infectés, ont ouvert les yeux à beaucoup d'hommes de la plus haute distinction, qui s'étaient laissé aveugler par le prestige des opinions anti-contagionistes et par les avantages apparents qui pouvaient en résulter pour les intérêts les plus importants des sociétés modernes. Ces hommes réfléchissent en ce moment, et l'Europe entière a son attention fixée avec eux sur ce sujet, car l'invasion cholérique de 1865 l'a surprise, l'a étonnée ; l'Europe écoute tous les bruits et, qu'on n'en doute pas, elle va prendre des mesures qui éloigneront le fléau de nos rivages. Le Gouvernement français, dans sa sagesse et sa philanthropie, donne l'impulsion à ce mouvement ; il aura l'honneur et la gloire d'avoir dirigé cette croisade du progrès contre un ennemi d'autant plus terrible qu'on ne le connaît bien que par les coups qu'il porte. Tout le monde a lu le rapport fait à l'Empereur le 5 octobre dernier, par S. Exc. le Ministre des affaires étrangères et S. Exc. le Ministre du commerce. Ce rapport a pour base une grande et belle pensée : présenter une barrière au fléau à sa première étape, par des mesures prises dans une conférence internationale. On ne saurait trop louer une pareille initiative, d'autant plus qu'elle a eu déjà un commencement d'exécution, par la nomination d'une commission chargée de donner aux personnes qui représenteront la France en Orient, les instructions nécessaires pour les diriger dans leurs délibérations. Des hommes éminents par leur caractère, leur intelligence et leur savoir; des hommes brisés aux études les plus difficiles

de la biologie et de l'hygiène publique, composent cette
commission : elle doit inspirer toute confiance à l'Europe.

Sans contredit, les mesures prophylactiques proposées
par le Gouvernement français, ayant pour but d'arrêter le
fléau au moment où il va s'élancer de son foyer asiatique,
si elles sont conçues et exécutées avec toute l'exactitude et
la sévérité nécessaires en pareille matière, seront les plus
radicales que sérieusement il soit possible de prendre aujourd'hui.

Quelques personnes, M. Bonnefond entre autres, pen-
sent que c'est dans le delta du Gange, au point de départ
primitif du choléra, qu'il faudrait agir énergiquement, en
faisant cesser sur ces terrains empoisonnés les causes locales
qui entretiennent la maladie. Cette opinion est sans contredit excessivement logique, mais elle pèche surtout par son
côté pratique : en effet, l'exécution en est-elle possible ?
Tout semble possible aujourd'hui ; toutefois un pareil pro-
jet me paraît si difficile, il faudrait y sacrifier tant d'existences d'hommes et tant d'argent, qu'on peut le considérer
comme une impossibilité ; cependant le temps presse, il
est urgent d'agir contre un ennemi qui nous menacera
peut-être chaque année. Je crois en conséquence qu'il faut,
jusqu'à ce que la commission internationale ait terminé son
travail en Orient, se garder chez soi. Probablement même,
à cause des difficultés qu'on rencontrera dans le levant pour
l'exécution de bonnes mesures sanitaires, ne faudra-t-il
pas cesser d'exercer chez soi un contrôle sévère sur toutes
les provenances des pays contaminés ? Il ne faut pas oublier
que les trois fléaux dont j'ai parlé au commencement de
ce chapitre, nous arrivent ordinairement par la mer ; que

c'est en conséquence dans nos ports que la surveillance la
plus sévère doit être exercée , d'autant plus que du côté
de la terre toute mesure préventive est à peu près impossible. Il ne faut donc pas laisser pénétrer l'ennemi sur le
sol français, car, une fois introduit, on ne peut plus l'isoler
comme on peut le faire du côté de la mer; il faut en conséquence, en tenant compte des nécessités de notre époque,
rester fidèle aux enseignements de la science, à ceux de
l'expérience , et profiter des leçons que l'épidémie de 1865
vient de nous donner.

Conséquent avec les principes que j'ai émis dans le cours
de ce travail, et surtout dans les articles précédents, je formule de la manière suivante le traitement prophylactique
du choléra :

Tout navire venant d'un lieu contaminé , doit être aéré,
purifié, vidé, et les voyageurs doivent être soumis à une
observation d'assez longue durée pour que la maladie ne
puisse pas éclater après le débarquement, ainsi qu'il est
arrivé pour le Napolitain dont j'ai raconté l'histoire, observation III. Cet homme fut débarqué le sixième jour après
son départ de Naples, ville où régnait le choléra, et cinq
heures après avoir quitté le navire , il fut pris d'un choléra
algide qui l'emporta en trente-six heures. Ce malade avait
incontestablement un choléra napolitain en incubation, car
l'épidémie s'éteignait à Marseille; il n'y avait aucun cas
dans le quartier où le voyageur vint loger, et il fut atteint
brusquement, quelques heures seulement après son arrivée,
d'un choléra rapidement mortel. On ne peut pas , à mon
avis, logiquement admettre, comme cause de la maladie ,

l'insignifiante influence marseillaise, chez cet homme arrivé d'un foyer d'infection en pleine activité, dans une ville où l'épidémie s'éteignait, et dans laquelle on n'observait plus de cas aussi graves. Chez ce malade, l'incubation fut de cinq jours au moins ; l'observation suivante ferait croire à une incubation de huit jours.

OBSERVATION XIII.

Choléra algide sans diarrhée prémonitoire. Guérison rapide.

Un Napolitain , journalier, âgé de 54 ans, était parti de Naples le samedi 18 novembre ; arrivé à Marseille le lundi 20, il fit au Frioul cinq jours de quarantaine, et ne put entrer en ville que le samedi 25 novembre à midi , juste sept jours après avoir quitté Naples.

Le lendemain dimanche 26 novembre , à midi , cet homme, bien portant jusqu'alors , fut pris d'un sentiment de faiblesse , de vomissements et de diarrhée. Son état s'étant beaucoup aggravé la nuit suivante , il fut transporté à l'Hôtel-Dieu le 27, de bonne heure.

Vomissements d'un blanc jaunâtre , selles blanches , cyanose très-prononcée du visage et des mains , nez froid , langue froide , pouls à peine sensible , suppression d'urine , tels furent les symptômes. — Potion avec 15 grammes acétate d'ammoniaque , cruchons d'eau chaude le long du corps. Une douce réaction eut lieu dans la journée.

Le 28, quelques vomissements verts ; diarrhée jaune , fièvre légère , chaleur douce de la peau , un peu d'urine. — Eau fraîche en petite quantité.

29. Pouls bon , très-peu fréquent ; plus de vomissements, plus de diarrhée. — Quelques cuillerées de bouillon.

30. Pouls normal ; le malade demande à manger. — Purées.

Le 1er décembre , convalescence complète. — Légers aliments.

Le 2 décembre, le malade est très-bien ; sur sa demande, je lui accorde l'exéat.

8

Il est difficile de savoir si ce choléra avait été porté de Naples, ou si le malade l'avait contracté à Marseille ; cependant, comme d'une part l'épidémie ne faisait plus que de très-rares victimes dans notre ville, et que d'autre part ce fut le lendemain même du débarquement que le mal se déclara, je suis porté à admettre une incubation de huit jours.

Dans l'incertitude qui règne encore sur le temps que peut durer l'incubation, huit jours d'observation dans un lazaret convenable et très-aéré, et non sur le navire, me paraissent nécessaires; pendant ce temps, les hardes seraient exposées à l'air et désinfectées.

Pour ce qui concerne Marseille, il est difficile d'avoir sous la main une situation supérieure à celle de nos îles pour l'établissement d'un lazaret. Que toute personne étrangère à l'administration sanitaire quitte ces îles, qu'on y installe des logements qui soient en rapport avec les besoins de notre époque, et l'on pourra avoir un établissement de premier ordre qui viendra compléter les mesures prises en Orient.

L'emploi du phénate de soude, comme le désinfectant le plus énergique connu de nos jours, serait encore une mesure à laquelle tous les amis de la science souscriraient, bien que le renouvellement de l'air dans les navires et autour des hommes, et les lavages multipliés, constituent des moyens efficaces pour annihiler les miasmes.

Le transport des malades au lazaret, où on les soumettrait à un isolement complet jusqu'à parfaite guérison, est aussi une mesure préventive de première nécessité.

La désinfection des déjections constitue encore une bonne précaution à prendre.

Ces mesures seront-elles toujours suffisantes pour empêcher l'introduction du choléra? Personne ne le sait ; l'ennemi peut nous arriver par des voies à nous inconnues; d'ailleurs est-il possible de s'opposer à l'importation par toutes les routes qu'elle peut prendre? C'est sans doute difficile; toutefois, comme le courant s'établit de l'Orient vers l'Occident, particulièrement par les ports de mer, tout ce qui humainement peut être fait, aura été mis en pratique contre les invasions cholériques. La vaccine empêche-t-elle d'une manière absolue le développement de la variole? Non, mais elle en amoindrit tellement l'influence, que personne aujourd'hui n'ose nier les immenses bienfaits rendus à l'humanité par la découverte de Jenner : il en sera ainsi des lazarets.

Il existe encore des précautions qui sont d'une grande utilité pour atténuer les effets du mal, lorsqu'il s'est introduit dans une ville, mais qui sans contredit sont insuffisantes pour empêcher le développement du choléra ; je veux parler de la propreté des rues, de celle des maisons, de la bonne aération, du choix des aliments, etc. Par des précautions de cette nature, la prophylaxie peut beaucoup, durant une épidémie, tant pour la ville en général que pour chaque citoyen en particulier.

Si l'agent spécifique qui produit le choléra était connu, on trouverait probablement son antidote, qu'on emploierait alors sous toutes les formes. Mais il ne peut en être ainsi pour le moment, car le soufre, l'acide phénique, la créosote, les sels de mercure, les sels de cuivre, n'ont pas encore fait leurs preuves d'une manière assez évidente. Il faut, en conséquence, avoir recours aux moyens qui, sans être des spécifiques, ont cependant une action positive contre les principes morbides, miasmes, ferments ou autres, qui font naître le choléra et qui se reproduisent chez chaque malade.

Ces moyens sont, pour les villes, les lavages répétés des rues et des maisons , les blanchissages à la chaux, la destruction de tous les foyers d'infection, matières animales ou végétales en putréfaction, la ventilation poussée à l'extrême dans les maisons et les établissements publics. Tous ces moyens ont pour but de dissoudre, d'étendre dans l'eau ou dans l'air les principes cholériques , et certainement ils sont d'une très-grande utilité, car ils affaiblissent ces principes ; mais, de tous, l'aération est le plus important à employer, surtout autour des malades, tant pour eux que pour ceux qui les soignent. Les recherches de M. le professeur Piorry ont en effet démontré, de la manière la plus manifeste , l'influence du défaut d'aération sur le développement du choléra.

De plus, il faut que chacun observe scrupuleusement les prescriptions de l'hygiène la plus sévère ; voici les principales : le calme de l'esprit, quelques distractions, quelques courses à la campagne en dehors du foyer épidémique, l'entretien des fonctions de la peau par des lotions fréquentes, les bains tièdes peu prolongés, des vêtements suffisamment chauds, des aliments de facile digestion, l'abstention des fruits aqueux, des crudités, l'usage *restreint* de quelques boissons stimulantes et diaphorétiques, le thé par exemple ; ne pas introduire de changement trop complet dans ses habitudes, éviter les excès vénériens et toutes les causes de fatigue et d'épuisement nerveux. Il faut surtout être bien persuadé qu'on ne prévient pas le choléra par l'abus de tous ces prétendus spécifiques, élixirs ou autres, par l'usage intempestif de boissons spiritueuses dont on n'avait pas l'habitude ; au contraire, par ces espèces d'excès on se rend malade : le tube digestif s'irrite, l'appétit se perd, un embarras gastrique ou une entérite se manifestent, et dans ces dispositions on est bien plus exposé aux atteintes du choléra, comme toute personne dont l'appareil de la digestion est malade.

De même qu'on cherche, comme je viens de le dire, à neutraliser autour de soi l'influence cholérique, il faut, cette influence exerçant particulièrement son action sur le tube digestif, faire aussi tout son possible pour que l'appareil de la digestion n'éprouve aucune espèce de modification fâcheuse. Une règle d'hygiène individuelle, en temps de choléra, est de ne rien négliger pour éloigner des organes digestifs toute espèce de trouble, toute fluxion.

Telles sont les principales mesures indiquées par la raison et l'expérience, d'une part pour prévenir une épidémie, d'autre part pour lutter contre elle avec avantage.

ARTICLE V. — Traitement curatif.

Tout porte à croire, ainsi que je l'ai fait observer, que le choléra est le résultat d'un empoisonnement miasmatique spécifique, dont il ne nous a pas encore été permis de découvrir la nature, pas plus que l'antidote.

Le quinquina, il y a deux cent vingt-cinq ans, nous est arrivé d'Amérique, comme l'antidote du miasme palustre, et ce remède existait comme une tradition parmi les Indiens du Pérou ; aucun Indien des bords du Gange ne nous a encore fait connaître l'antidote du choléra. Les traitements basés sur l'empirisme pur ou sur les théories, doivent donc être mis de côté ; le seul traitement qui puisse être employé sérieusement est celui qui est basé sur les indications cliniques. Ce traitement doit varier suivant les cas, suivant les symptômes qui dominent chez le malade ; c'est en suivant cette méthode, sur laquelle je vais entrer dans les développements nécessaires, qu'on arrive à obtenir des succès relativement assez nombreux. On ne peut se dissimuler cependant que, quoi qu'on fasse, le choléra fait et fera de nombreuses victimes ; il a ce point de commun avec toutes les affections pestilentielles. Lorsque l'empoisonnement dépasse certaines limites, aucun traitement ne peut arrêter la marche fatale du mal, la mort en est la suite inévitable ; au contraire, lorsque l'intoxication est incomplète, la nature, par ses efforts, peut sauver le malade ; le rôle du médecin est d'aider celle-ci dans cette lutte suprême. On a vu, dans les grandes épidémies, des cholériques laissés pour morts, guérir par leurs propres forces ; mais ces cas sont rares. Le médecin doit en conséquence, par son traitement, soutenir le malade, de manière à lui permettre de lutter avantageusement, de manière en un mot à le faire réagir contre le mal.

Il n'est pas douteux qu'on peut arriver à ce résultat par des méthodes diverses ; l'essentiel est de ne rien administrer qui puisse amener des réactions trop violentes capables de tuer. Il est à remarquer que, dans toutes ces méthodes, il y a un point de commun, c'est l'emploi des moyens externes, pour amener la réaction. Dans toutes les méthodes de traitement du choléra, le malade est mis au lit et à la

diète, il est réchauffé par les moyens les plus énergiques;
on se sert de stimulants externes de toute espèce, bien plus
efficaces, dans l'immense majorité des cas, que les excitants
internes, et surtout bien moins nuisibles qu'eux; aussi, dans
toutes les méthodes compte-t-on des succès, communauté
d'action qui explique la communauté des réussites. Tous
les praticiens ont eu la preuve que par le traitement externe
seul on pouvait guérir le choléra ; si, toutefois, l'un d'eux
doutait encore, son doute cesserait après la lecture de l'article publié dans la *Gazette des hôpitaux*, des jeudi et
samedi 2 et 4 novembre 1865, par M. le docteur Lebled
(de Rochecorbon), sur le traitement du choléra à la période
algide. Ce médecin cite en effet plusieurs cas de guérison
dus exclusivement à l'emploi de nombreuses briques très-
chaudes placées le long du corps du malade.

Les succès dus exclusivement au traitement externe,
expliquent les guérisons obtenues par des voies diverses ;
moi-même, dans la dernière épidémie, pour ne pas laisser
de regrets, j'ai essayé, ou laisser essayer sous mes yeux
différents modes de traitement, comme je le dirai dans le
cours de cet article ; des malades graves ont guéri par ces
voies diverses. Eh bien ! dans tous ces cas, les cholériques
avaient été placés dans un lit bien chauffé et sous d'épaisses
couvertures ; tous avaient été stimulés, soit par de nombreux cruchons d'eau chaude placés le long du corps, soit
par le bain de vapeur, soit par des applications de moutarde, soit par des frictions spiritueuses, souvent par tous
ces moyens successivement employés: voilà la communauté
des moyens, d'où la communauté des succès ; voilà le secret
des guérisons obtenues par des voies qui en apparence sont

diverses et qui au fond restent semblables, car dans toutes on pousse les malades à la réaction, par des topiques dont le mode d'action est le même. Puis, les médicaments internes ont la gloire usurpée du succès!

Est-ce à dire qu'il soit indifférent d'employer, dans le traitement du choléra, tel ou tel médicament interne, ou même de n'en employer aucun, pourvu qu'on cherche à réchauffer le malade ? Bien loin de là ; il y a, à mon avis, une méthode qui offre plus de garanties de succès que les autres : c'est, ainsi que je l'ai fait pressentir au commencement de cet article, la méthode rationnelle, celle que j'ai largement employée dans l'épidémie de 1865, celle qui m'a donné de véritables succès. Jusqu'à ce qu'un spécifique, qui soit pour le choléra ce que le quinquina est pour la fièvre palustre, ait été trouvé, les traitements basés sur les règles habituelles de l'art, sur la médecine hippocratique, sur la médecine d'observation, doivent être préférés; car, en suivant cette voie, on fait réagir le malade avec sagesse et prudence ; de plus, on aide la nature avec toutes les ressources cliniques fournies par l'analogie et l'induction.

Ces préliminaires une fois bien établis, j'entre en matière.

La diarrhée existant bien des fois, comme je l'ai dit, plusieurs heures et même plusieurs jours avant l'apparition des symptômes du choléra confirmé, il est évident, conformément à la pensée si bien rendue par le poète latin :

Principiis obsta serò medicina paratur
Quùm mala per longas convaluere moras.

qu'il faut attaquer cette diarrhée avec la plus grande promptitude et par les moyens que l'expérience et le raisonnement ont sanctionnés.

Le repos au lit et la diète suffisent le plus souvent pour arrêter la diarrhée ; mais si, malgré ces prescriptions sévères, celle-ci se prolonge au-delà de vingt-quatre heures, ou bien si d'emblée le malade a perdu l'appétit depuis quelques jours, si la langue est large, humide, saburrale, si la bouche est amère, il ne faut pas hésiter : l'ipécacuanha doit être administré d'après la méthode de M. Jules Guérin. J'ai toujours donné, dans ces cas-là, 1^{gr} à $1^{gr},50$ de poudre d'ipécacuanha en deux ou trois prises délayées dans un peu d'eau, en excitant ensuite les vomissements au moyen de dix à douze verrées d'eau tiède. Dans l'immense majorité des cas, ce moyen m'a suffi pour arrêter la diarrhée.

Comme vomitif, je me suis exclusivement servi de l'ipécacuanha, évitant toujours l'emploi du tartre stibié, à cause de son action trop fortement hyposthénisante ; par cette raison, j'ai toujours évité d'employer ce dernier durant les épidémies cholériques, même pour toute autre maladie que le choléra.

Si, malgré l'ipécacuanha, la diarrhée persistait, j'administrais le sous-nitrate de bismuth à la dose de 2 à 4 gram., réservant les lavements laudanisés pour les cas où la diarrhée est accompagnée de coliques. J'ai complètement renoncé à faire suivre l'ipécacuanha d'un purgatif salin, comme le prescrit M. J. Guérin ; j'ai rarement eu besoin de recourir à ce moyen, et, lorsque j'ai cru devoir le faire, le caractère de la diarrhée semblant l'indiquer, je n'ai certes pas eu à m'en louer. Dans tous les cas où j'ai donné le purgatif, la diarrhée a été si intense pendant quelques jours, que souvent j'en ai été effrayé ; une fois, dans l'épidémie de 1854, j'ai vu un choléra rapidement suivi de mort se développer à la suite d'un purgatif salin. Mon observation VI m'a fourni un autre exemple de choléra développé à la suite d'un purgatif. On trouve dans la *Gazette des hôpitaux* du 11 novembre 1865, deux faits très-remarquables cités par M. le Dr Chauffard, faits dans lesquels, à la suite d'un purgatif salin, les malades furent pris de choléra.

Pénétré de l'idée qu'un purgatif peut être la cause déterminante du mal, j'ai adopté comme méthode de ne faire usage de cette médication, en temps de choléra, pour quelque maladie que ce soit, que lorsque l'indispensable nécessité s'en fait sentir.

Généralement, en temps d'épidémie, pour combattre certaines constipations qui pourraient disposer au choléra, je me contente de lavements émollients ou laxatifs, de l'emploi de quelques boissons délayantes ou légèrement laxatives. Je recommande l'usage d'aliments un peu relâchants, et surtout moins stimulants que ceux qui bien souvent sont employés par le public, car on croit, en général, qu'en temps de choléra il est utile d'user largement des excitants.

Dans la cholérine, j'ai employé le même traitement.

J'ai suivi la même méthode pour le choléra léger, avec cette différence que quelques boissons stimulantes, infusions de thé aiguisées de rhum, infusions de menthe poivrée; et les moyens de caléfaction externe, laine, flanelle, cruchons d'eau chaude, ont dû être employés concurremment, à cause de la tendance au refroidissement.

Dans le choléra algide peu accentué, l'ipécacuanha a aussi trouvé son application. Du reste, je dois dire que, dans tous les degrés et à toutes les périodes du mal, j'ai eu l'occasion d'employer ce précieux médicament; les succès, il est vrai, ont été subordonnés à l'intensité de la maladie. Toutes les fois que les vomissements étaient composés de matières vertes, porracées, et se reproduisaient fréquemment, j'administrais l'ipécacuanha. Deux effets salutaires suivaient l'emploi du remède : l'un se manifestait sur le tube digestif, l'autre sur toute l'économie; l'action du médicament était double, action locale et action générale. Les vomissements étaient d'abord très-abondants, puis s'arrêtaient habituellement, pour ne plus reparaître; les selles étaient d'abord plus fréquentes, puis diminuaient. Quelquefois cependant la diarrhée durait encore, tandis que les vomissements avaient complètement disparu. Voilà pour l'action locale. Quant à l'action générale, les efforts multipliés auxquels le malade était soumis pendant une heure environ, déterminaient une stimulation puissante dans tout l'appareil de la circulation, stimulation suivie de chaleur à la peau et même de sueur. Si, immédiatement après, on entretenait cette excitation au moyen des stimulants externes, couvertures de laine, cruchons d'eau chaude, bains de vapeurs, sinapismes, infusions légèrement excitantes prises en très-petite quantité à la fois, on voyait une réaction convenable s'établir. Si la diarrhée persistait, quelques lavements de ratanhia ou de laudanum, unis au sous-nitrate de bismuth, la faisaient cesser le plus souvent.

Toutefois, il ne faut pas oublier qu'à ce degré de la maladie, d'une part l'absorption gastro-intestinale commence à ne plus s'exécuter, et que d'autre part le mal marche avec une telle rapidité, qu'il ne vous donne pas le temps d'agir, de sorte que les méthodes curatives les plus rationnelles deviennent inefficaces. Aussi faut-il se hâter à l'apparition des premiers symptômes!

Dans le choléra à la période algide, il faut avant tout, si faire se peut, ramener la chaleur à la peau, rétablir la circulation, qui va se ralentissant à chaque minute; il faut, en un mot, stimuler le malade par tous les moyens connus, en n'oubliant pas toutefois que des stimulants internes trop énergiques peuvent amener, ou bien une réaction rapidement mortelle, ou une gastro-entérite grave. Il faut aussi se rappeler qu'à ce degré de la maladie, l'estomac est tantôt d'une irritabilité telle, qu'il se contracte immédiatement à la moindre particule ingurgitée, et que rien ne peut être toléré; que d'autres fois, au contraire, il est dans une sorte d'inertie, et, l'absorption ne se faisant plus, il se remplit outre mesure, pour se vider ensuite brusquement, avec des souffrances intolérables pour le malheureux cholérique. Partant de ces principes, il est important d'introduire le moins de liquide possible dans l'estomac, et de chercher à rétablir la circulation par les moyens externes les plus puissants, parmi lesquels je place en première ligne ceux que j'ai déjà signalés : sinapismes, cruchons d'eau chaude, bains de vapeur, etc., sans oublier les briques chaudes, qui, entre les mains du Dr Lebled (de Rochecorbon) ont produit de si merveilleux résultats.

Ayant une grande confiance dans l'hydrothérapie en général; m'appuyant particulièrement sur le parti qu'en avaient tiré, dans d'autres épidémies, des praticiens du plus grand mérite, M. le Dr Burguières entre autres ; de plus, pensant qu'avec l'hydrothérapie on avait l'immense avantage, d'une part d'obtenir une réaction modérée, d'autre part d'éviter une trop forte stimulation du tube digestif, je traitai par cette méthode les premiers cholériques reçus dans mon service à la période algide.

Les malades étaient emmaillottés dans un drap mouillé, et recouverts ensuite par deux couvertures de laine ; le drap était renouvelé de deux en deux heures. Deux ou trois applications suffisaient pour amener la réaction ; la chaleur revenait à peu près au bout de demi-heure, le pouls se relevait, en un mot la réaction se faisait convenablement pendant la première journée ; mais l'état algide se reproduisait, ou bien la fièvre et l'état typhique survenaient comme après d'autres traitements. En somme, j'ai traité par cette méthode 12 malades, 11 sont morts. Ces résultats étant fort peu encourageants, je renonçai à l'hydrothérapie.

Je me servis alors des moyens externes que j'ai déjà mentionnés, et, de plus, quelquefois de frictions faites avec une brosse de flanelle ou des pièces de laine imbibées d'alcool camphré, dans le cas où le malade était tourmenté par les crampes ; du reste, ce symptôme a été, comme je l'ai dit, généralement si peu intense, que je n'ai pas eu besoin d'avoir recours à d'autres moyens pour le combattre.

Quant aux moyens internes, je faisais administrer toutes les demi-heures, une fois une cuillerée à bouche de sirop d'éther, une fois une cuillerée de la potion suivante : acétate d'ammoniaque liquide 60 gram.; infusion de tilleul

125 gram.; sirop simple 64 gram.; eau de fleurs d'oranger 32 gram. J'avais été porté à employer le sirop d'éther, à cause de la stimulation suffisante, mais modérée, qu'il produit habituellement, et l'acétate d'ammoniaque, parce que dans l'état normal rapidement absorbé, il produit une action stimulante assez énergique; puis, éliminé par les reins et par la peau, il en augmente la sécrétion, résultat qu'il est urgent d'obtenir dans l'algidité cholérique. L'acétate d'ammoniaque peut avoir aussi une action dissolvante sur le sang, qui tend à chaque instant à s'épaissir et se coaguler chez le cholérique.

Lorsque les vomissements étaient fréquents, je faisais prendre immédiatement après chaque cuillerée des médicaments précédents, un petit morceau de glace, que le malade acceptait toujours avec le plus grand plaisir. Au contraire, si l'estomac tolérait les boissons, c'était une infusion de menthe poivrée que je prescrivais.

Ces moyens étaient continués de la même manière jusqu'à ce que la réaction commençât; alors on diminuait peu à peu l'énergie de la médication, tant interne qu'externe; et on suspendait complètement cette série de moyens, lorsque la chaleur était revenue et que le pouls indiquait une réaction franche. Arrivé à ce résultat, de deux choses l'une : ou la réaction était modérée, dans ce cas il n'y avait qu'à remplacer les stimulants par du bouillon, quelques boissons délayantes et modérer la diarrhée, ce qu'on obtenait avec 2 à 4 gram. de sous-nitrate de bismuth par jour ou quelques lavements de ratanhia laudanisés ; ou bien la réaction était accompagnée de phénomènes se rattachant à la série des troubles, soit gastro-intestinaux, soit cérébraux, que j'ai indiqués à l'article des symptômes.

Pour les troubles gastro-intestinaux à forme grave, j'ai eu à me louer des moyens suivants :

Si, après la cessation de l'état algide, la diarrhée continuait à être excessive, avec sensibilité du ventre, l'opium donné à la dose de 10 à 20 centigram., par vingt-quatre heures, en pilules de 25 milligram., était suivi de bons effets. J'associai souvent à ce médicament le lavement de ratanhia, 4 gram. d'extrait pour 500 gram. d'eau, à donner en deux ou trois fois dans le courant de la journée ; si l'opium n'était pas bien supporté par l'estomac, j'ajoutais à ce lavement 20 gouttes de laudanum de Sydenham.

Lorsque les selles étaient abondantes et restaient séreuses, je me suis très-bien trouvé de l'emploi du calomel à la dose de 40 à 50 centigram. en prises de 5 centigr. toutes les heures. Ce médicament, qui d'une part a une action spéciale sur le foie, qui d'autre part irrite, par son contact, la membrane muqueuse intestinale, a, dans ce cas, une action substitutive dont on peut tirer un très-bon parti. Après son administration, les garde-robes changent de nature : de séreuses, elles deviennent bilieuses et muqueuses. Or, tout le monde sait que lorsque ce changement se produit naturellement chez les cholériques, on a lieu de se réjouir ; il est donc rationnel de le provoquer. Par le calomel, on atteint ce but lorsque l'état général du malade et l'état de l'intestin le permettent. Mon excellent et estimable ami, le Dr P. Despine, m'a dit avoir souvent employé, comme moi, le calomel avec un plein succès, surtout dans le choléra des enfants.

Lorsque les vomissements persistaient, je me suis bien trouvé de l'application sur l'épigastre d'un large emplâtre de thériaque et de baume du Pérou. Si celui-ci n'était pas suffisant, je le remplaçais par un large vésicatoire volant, vésicatoire que je faisais panser matin et soir avec 1 centigram. de chlorhydrate de morphine lorsque les vomissements se reproduisaient. Dans la grande majorité des cas, sous l'influence de ces topiques aidés par l'ingestion de petits morceaux de glace pour toute boisson, les vomissements disparaissaient. Le vésicatoire m'a rendu de très-grands services, surtout quand la tête était menacée ; dans ce dernier cas, je m'abstenais de prescrire toute préparation opiacée.

Dans les cas où une gastro-entérite franche et légère acompagnait la réaction, les bouillons froids, les boissons fraîches acidulées et quelques lavements amylacés légèrement laudanisés, constituaient le traitement le plus convenable.

Les phénomènes les plus graves et les plus difficiles à combattre étaient ceux que j'ai désignés sous le nom d'*état typhique*.

Dans ce mode de terminaison du choléra, on rencontre, en effet, d'un côté les symptômes d'une gastro-entérite, et de l'autre des phénomènes ataxo-adynamiques manifestes, avec délire ou coma profond, résultats variés de l'intoxication cholérique d'une part, et d'autre part du traitement stimulant employé pour combattre l'algidité.

Dans ces cas, lorsque la fièvre était vive, l'agitation nerveuse excessive, le délire prononcé, je me suis très-bien trouvé du bain tiède.

Lorsque la tendance au coma se manifestait, et que l'état du pouls semblait le permettre, j'ai employé tantôt une saignée du bras de 2 à 500 grammes, tantôt l'application d'une douzaine de sangsues derrière les oreilles. Je doisavouer que, malgré l'indication formelle de ces moyens, non-seulement ils n'ont jamais pu conjurer l'orage, mais je dois même dire que tous les malades chez lesquels ils ont été mis en usage, ont succombé.

J'ai aussi employé la saignée ou les ventouses scarifiées, à la base de la poitrine, lorsqu'après la réaction le malade était pris de cette dyspnée qui annonce le plus grand danger ; même insuccès.

Du reste, tout malade, quelque jeune et robuste qu'il fût, auquel j'ai cru pouvoir faire perdre du sang, a succombé.

Le traitement qui m'a le mieux réussi dans la période typhique du choléra est le suivant :

Bouillons de bœuf à petites doses, répétés toutes les deux ou trois heures ;

Eau vineuse pour boisson, en très-petite quantité à la fois ;

Toutes les deux heures, une pilule de 10 centigrammes de camphre, jusqu'à concurrence de cinq pilules par jour ;

Toutes les deux heures aussi, une cuillerée à bouche d'une potion contenant 6 à 8 grammes d'extrait sec de quinquina ;

Applications de moutarde sur les membres inférieurs, deux ou trois fois dans les vingt-quatre heures.

En même temps, lorsque la diarrhée était intense, 2 grammes sous-nitrate de bismuth matin et soir, dans la première cuillerée de bouillon, ou bien le lavement de ratanhia.

Quand le coma était profond les premiers jours, la tête

était rasée, et des compresses trempées dans le liniment suivant étaient constamment appliquées sur le front : alcool camphré 150 grammes ; ammoniaque 20 grammes ; infusion d'arnica 100 grammes. En même temps, infusion de café par cuillerées.

Si le coma persistait, large vésicatoire sur le cuir chevelu ; vésicatoires aux bras et aux jambes, ou bien frictions sur le sommet de la tête avec une pommade composée de 3 gram. tartre stibié, autant d'axonge, et huile de croton tiglium 20 gouttes. Cette pommade, qui donne lieu à une éruption pustuleuse des plus confluentes, éruption suivie d'ulcérations profondes et étendues, m'a réussi quelquefois dans la période comateuse de la méningite chez les adultes, et par elle j'ai pu retarder plusieurs fois la marche fatale de la méningite granuleuse. Malgré leur puissante énergie, ces topiques ont toujours été sans influence apparente sur les accidents cérébraux cholériques.

Même dans les cas légers, à plus forte raison dans les cas graves, l'alimentation doit être, durant la convalescence, l'objet de la plus grande surveillance de la part du médecin. J'ai vu des malades qui avaient échappé à une première atteinte de choléra, venir mourir, à l'hôpital, d'une seconde attaque survenue à la suite d'écarts de régime. Il est inutile d'insister sur un point aussi important ; du reste, il ne s'agit que de se conformer aux règles ordinaires de la diététique employée dans la convalescence des maladies graves qui ont profondément troublé le tube digestif.

Pour les diverses complications qui survenaient du côté de la peau, la plus grande propreté et des pansements fréquents, qui ont varié suivant la nature de la plaie, ont constitué la base la plus fréquente du traitement local nécessité par les abcès, les anthrax, accidents communs à la suite des choléras graves.

Il me paraît très-important, à propos du traitement, de mentionner le soin particulier que j'ai apporté à séparer d'une manière absolue les malades ordinaires des cholériques, et à introduire constamment dans la salle consacrée exclusivement à ces derniers, une quantité considérable d'air pur. Ces deux précautions sont, à mes yeux, indispensables pour atténuer dans un grand établissement les ravages que l'agglomération peut produire durant une épidémie.

Par mes ordres, plusieurs croisées de la salle des cholériques sont restées constamment ouvertes, et tous les linges salis par les malades ont été enlevés le plus promptement possible , ainsi que les déjections. L'excellente situation de la salle facilitait, il est vrai, l'exécution de mes prescriptions ; en effet, cette salle est située à l'étage le plus élevé de l'Hôtel-Dieu : or, cet hôpital, qui a été entièrement et magnifiquement reconstruit et dont les abords ont été complètement déblayés, présente aujourd'hui les meilleures conditions d'aération qu'il soit possible de rencontrer ; de plus, la salle des cholériques, ayant de larges croisées au midi , à l'ouest et à l'est, pouvait être aérée par tous les vents, sans que les malades en fussent incommodés le moins du monde. C'est en partie, je crois, à ces bonnes conditions que nous avons dû l'immunité de la sœur dévouée qui, chargée du service, ne l'a pas quitté un instant pendant cette longue épidémie ; l'immunité des élèves, dont le zèle n'a jamais fait défaut, et le peu d'intensité des atteintes cholériques de trois des infirmiers de cette salle. Il est probable aussi que cette ventilation permanente n'a pas été sans influence sur la proportion des guérisons obtenues dans le service.

Il est facile de voir, par les lignes qui précèdent, que je ne partage pas les opinions de M. le Dr Max Simon, relativement à l'influence cholérique de l'air libre, du grand air en temps de choléra. Il n'est pas douteux que s'il était possible de renouveler l'air d'une salle d'hôpital, celui d'une maison, avec une atmosphère prise loin d'un foyer cholérique, ce serait beaucoup mieux ; mais à l'impossible nul n'est soumis. Il est préférable d'ouvrir largement les croisées, que de vivre au milieu d'un air vicié par la respiration et par une foule d'autres émanations.

Quant à la plus grande immunité des personnes qui demeurent séquestrées chez elles, le fait est vrai ; mais il ne tient pas, comme l'a pensé M. le Dr Max Simon, à ce que ces personnes ne vivent pas au grand air, mais bien à ce qu'elles vivent éloignées de tout contact avec les autres habitants, et par conséquent dans un milieu qui est moins chargé de miasmes cholériques. J'ai la conviction que si ces personnes ne renouvelaient pas l'air de leurs demeures, elles s'exposeraient, à cause du foyer d'infection qui en résulterait, à un plus grand danger que si elles vivaient au grand air d'une ville frappée de choléra.

Je ne dois pas terminer ce qui se rapporte à la thérapeutique du choléra, sans parler de l'emploi que j'ai fait, dans quelques cas, de méthodes diverses préconisées par des médecins qui, partant d'idées théoriques préconçues sur la nature de la maladie, ont cherché à les appliquer au traitement.

M. le Dr Burq regarde le cuivre comme un agent capable de neutraliser l'influence cholérique ; il cite à l'appui de son opinion, dans le travail publié sur cette question , un grand nombre de faits d'immunité. Ses études ne sauraient être trop encouragées ; cependant il faut dire que toutes les personnes qui ont fait des recherches à ce sujet, ne partagent pas sa manière de voir. Ainsi, page 25 du mémoire anglais intitulé : *Cholera and the epidemics*, M. le Dr Honigberger (de Calcutta) qui , en 1857 , avait cru trouver dans *l'inoculation de la quassine* le spécifique du choléra , écrit : « *It was said that copper-smiths in Europe, remained free froom cholera, I however, had this year, copper-smiths, coach builders, joiners and potters. On board of ships loaden with salt , others with coal, I had also to attend cholera patients.* » « *On a dit qu'en Europe les chaudronniers en cuivre étaient exempts de choléra; cependant j'ai eu à soigner cette année des chaudronniers , des carrossiers , des menuisiers et des potiers. A bord des navires chargés de sel, à bord de ceux chargés de charbon, j'ai eu aussi des cholériques.* »

Conséquent avec son principe, M. Burq espère que les sels de cuivre administrés en potion et en lavements seraient aussi des moyens curatifs du choléra. Connaissant les recherches de M. Burq et après une conversation sur ce sujet avec M. le Dr Lisle, médecin en chef de l'asile des aliénés, qui me dit avoir obtenu quelques remarquables succès avec de très-petites doses de sulfate de cuivre en potion, j'employai ce sel chez trois cholériques. Après la visite de M. le Dr Burq dans nos hôpitaux, j'ai administré le sulfate de cuivre à six autres malades. Voici les résultats obtenus :

Chez un malade atteint de choléra algide peu accentué, j'ai donné le sulfate de cuivre à la dose de 5 centigr. dans 120 gram. eau distillée ; comme les vomissements cholériques persistaient, il fallut suspendre : le malade guérit après un vésicatoire placé sur le creux de l'estomac.

Chez un second malade au même degré, choléra algide peu accentué, la même potion fut employée : le malade succomba.

Chez deux cholériques algides, le sulfate de cuivre fut aussi employé à la dose de 5 centigrammes par potion : une guérison et un décès.

Chez deux malades au même degré, algides, ce sel fut donné à 10 centigram. en potion, et 50 centigram. dans 500 gram. d'eau en lavements : une guérison et un décès.

Chez trois autres cholériques algides, le sulfate de cuivre fut administré en potion à la dose de 20 centigram.: une guérison et deux décès.

Quatre guérisons sur 9 cas, en admettant que le premier malade qui a dû suspendre le remède après quelques cuillerées en ait retiré profit, ne constituent pas un brillant résultat. Du reste, on ne peut tirer d'un si petit nombre d'observations qu'une conclusion : c'est que le sulfate de cuivre ne guérit pas la majorité des malades chez lesquels il est employé. A mon avis, le point le plus remarquable de ces observations est la guérison d'un cholérique grave qui n'avait pris en trois ou quatre jours que 15 à 20 centigrammes de sulfate de cuivre. Peut-on raisonnablement attribuer cette guérison au remède interne ? N'est-il pas plus logique de répéter ce que je disais en commençant cet article, que, dans toutes les méthodes curatives du choléra, le traitement stimulant externe, toujours employé, peut, à la période algide, revendiquer la plus grande part dans les guérisons?

M. le Dr Émile Martin, frappé de quelques analogies qui existent entre l'action physiologique de la fève de Calabar et le choléra, eut la pensée d'employer ce médicament dans cette maladie. Encouragé par les succès de M. le Dr Martin, j'ai employé sa formule dans deux cas de choléra arrivés à l'algidité : un décès et une guérison, tels furent les résultats. J'avais administré la potion suivante : extrait de fève de Calabar 10 centigram. ; sirop de fleurs d'oranger 40 gram. ; eau de menthe poivrée 10 gram.; eau distillée simple 80 gram. ; à prendre par cuillerée de demi-heure en demi-heure. La moutarde et divers excitants externes avaient été appliqués concurremment.

J'ai aussi employé, dans deux cas de choléra algide, une méthode qui m'avait été recommandée par M. le Dr Ourgaud (de Pamiers), comme devant produire des effets inespérés : Valérianate de zinc 40 centigram. dans 100 gram. de looch, à prendre par cuillerée à bouche chaque quart d'heure, tel était le médicament à administrer. Chaque malade prit jusqu'à trois potions semblables en vingt-quatre heures. Mes deux malades succombèrent sans sortir de l'algidité.

Un chimiste, M. Aronssohn, avait été autorisé à faire dans mon service l'application d'un système de son invention. M. Aronssohn croit que le choléra est le résultat de l'intoxication du sang par l'acide oxalique contenu anor-

malement dans l'air des localités infectées. Théoriquement,
cette idée n'est pas soutenable ; de plus, M. Hébert, pharmacien en chef de l'hôpital des cliniques à Paris, a, dans
une lecture faite à l'Académie des sciences au mois de décembre dernier, démontré que le sang des cholériques ne
contient pas d'acide oxalique. Dans les nombreuses analyses
chimiques faites par ce pharmacien, jamais cet agent n'a
été trouvé.

Conséquent avec sa théorie, M. Aronssohn fait prendre
au malade d'abondantes boissons chargées de substances
alcalines, bi-carbonate de soude, etc. ; mais il a soin
d'en faire précéder l'emploi par un bain de vapeur. Sur
trente malades observés soigneusement par moi, qui ont
suivi ce traitement, seize sont morts, quatorze ont guéri ;
quatre des premiers étaient à l'agonie quand le traitement
a été commencé. Sur les trente malades, vingt étaient
gravement atteints, deux avec moins d'intensité, huit légèrement. Sur dix-huit malades graves qui ont pu être traités, il y a eu dix décès et huit guérisons. Ce résultat
prouve une fois de plus qu'à la période algide, le traitement externe, bains de vapeur, etc., constitue le point
le plus important dans la thérapeutique du choléra. On
peut aussi expliquer les guérisons obtenues à la suite de
cette médication, par les nombreuses évacuations qu'elle
provoquait chez tous les malades qui y furent soumis.

CONCLUSIONS GÉNÉRALES.

———

Le choléra de 1865 a été importé à Marseille par les provenances d'Alexandrie.

Cette maladie était bien le choléra indien, qui, pour la septième fois, sévissait épidémiquement à Marseille.

L'épidémie de 1865 a présenté comme caractères dominants, la turgescence des voies biliaires et la tendance adynamique.

Cette épidémie, par sa longue durée et par la gravité des cas, a été aussi meurtrière que la plupart des épidémies précédentes.

Parmi les cholériques traités dans nos hôpitaux, il y a eu environ un quart de femmes et trois quarts d'hommes.

Sur l'ensemble de ces malades, la proportion des guérisons, en comptant tous les cas, quel que fût leur degré de gravité, a été de 40 p. $^{0}/_{0}$ environ.

En séparant les sexes, la proportion des guérisons n'a été que d'environ 31 p. $^{0}/_{0}$ pour les femmes, tandis que pour les hommes elle a été d'un peu plus de 40 p. $^{0}/_{0}$.

La psorentérie ne constitue pas la lésion pathognomonique caractéristique du choléra.

La rate n'est pas l'organe qu'on puisse considérer comme le siége anatomique de la maladie.

C'est dans le tube digestif qu'on rencontre les lésions les plus constantes ; celles-ci consistent tantôt en une hyperémie plus ou moins intense, tantôt en une véritable inflammation.

Les autres lésions sont secondaires et variables.

De la nature des lésions on ne peut déduire la nature de la maladie. Il peut y avoir des phénomènes hyperémiques et inflammatoires dans le choléra ; mais le choléra n'est ni une hyperémie, ni une inflammation.

Tout porte à croire que le choléra indien est le résultat d'une intoxication miasmatique dont l'agent n'est pas encore connu ; tout donne lieu de penser aussi que cet agent toxique porte son action spéciale sur les centres nerveux ganglionnaires.

Le choléra est contagieux ; toutefois, ce n'est pas au moyen du toucher qu'il se communique d'un individu malade à un individu sain, mais au moyen de l'air ambiant, qui est le véhicule du miasme cholérique.

Cette maladie peut se transporter à de très-grandes distances, par les hommes réunis dans un corps d'armée, une caravane, un navire ; elle peut aussi se transporter au loin au moyen des hardes, des marchandises, des navires, etc.

Le transport du choléra dans une localité n'y fait pas toujours naitre une épidémie, celle-ci ne pouvant se développer sans le concours de circonstances que la science n'a pu encore indiquer d'une manière exacte. Toutefois, sans la présence du miasme cholérique venu des bords du Gange, soit après des étapes rapprochées, soit après de longues étapes, une épidémie de choléra ne peut se développer.

Chercher à arrêter le choléra dans sa marche, à sa première étape en Asie, au moyen de mesures sanitaires internationales, est une idée pleine de sagesse , et qui pourra être féconde en beaux résultats; mais pour que le système sanitaire préservatif soit complet, l'établissement des lazarets à l'entrée des ports de mer est indispensable.

Un lazaret établi sur les îles de Pomègue et de Ratonneau, *dans les conditions exigées par un système d'isolement complet*, constituerait un excellent moyen de préservation pour Marseille et pour la France.

Dans l'état actuel de la science, une quarantaine de huit jours me paraît nécessaire pour les navires arrivant d'un lieu atteint de choléra.

L'isolement des cholériques et une ventilation intelligente établie autour d'eux, atténuent considérablement, d'une part la gravité de leur maladie, et de l'autre les chances de transmission pour les personnes qui sont appelées à soigner les malades.

Les salles spéciales consacrées aux cholériques pendant l'épidémie de 1865, ont été aussi utiles aux autres malades que les salles qui depuis plusieurs années sont, dans nos hôpitaux, consacrées au traitement des varioleux. Un grand nombre de fiévreux, qui auraient succombé au choléra ou à la variole, par voie de contagion, ont été ainsi à l'abri de ce danger.

Tout désordre des voies digestives doit être traité avec une grande sévérité pendant une épidémie de choléra ; on doit se méfier surtout de la diarrhée séreuse et indolore.

Il n'existe pas de spécifique contre le choléra ; ce mal doit être combattu d'après les données fournies par l'expérience et le raisonnement médical, en un mot par les méthodes qui guident tous les jours le médecin au lit du malade, dans le traitement des maladies graves et malignes.

FIN.

TABLE DES MATIÈRES

TABLE DES MATIÈRES.

FIN DE LA TABLE.

BIBLIOTHEQUE NATIONALE DE FRANCE
3 7531 009608135

9 782329 776019